科 学 变 美 的 实 践 指 南

医美必修课

斯楼斌 著　　一目可视 绘

中信出版集团 | 北京

图书在版编目（CIP）数据

医美必修课：科学变美的实践指南 / 斯楼斌著；
一目可视绘 . -- 北京：中信出版社，2025. 5. -- ISBN
978-7-5217-7485-6

I . R622-62

中国国家版本馆 CIP 数据核字第 2025Z141U8 号

医美必修课：科学变美的实践指南

著者： 斯楼斌
绘者： 一目可视
出版发行 : 中信出版集团股份有限公司
　　　　　（北京市朝阳区东三环北路 27 号嘉铭中心　邮编　100020）
承印者： 北京盛通印刷股份有限公司

开本 : 787mm×1092mm　1/16　　　印张 : 20.75　　　字数 : 375 千字
版次 : 2025 年 5 月第 1 版　　　　印次 : 2025 年 5 月第 1 次印刷
书号 : ISBN 978-7-5217-7485-6
定价 : 128.00 元

目录

在人类文明发展的长河中，医学始终是守护生命尊严的明灯。当现代科技为这盏明灯注入新的光芒时，我们欣喜地看到医疗美容正以独特的姿态，在医学与美学的交汇处绽放异彩。作为深耕整形美容领域多年的医者，我始终坚信：真正的医美之道，是以医学之严谨守护生命之健康，以艺术之灵性雕琢人性之美善。

当前中国医美市场正经历着前所未有的变革。统计数据显示，2017—2021 年行业规模从993 亿元激增至 1 891 亿元，年均复合增长率达 17.5%。这组跃动的数字背后，既折射出人民群众对美好生活的向往，也暗含着行业规范发展的迫切需求。非法行医、虚假宣传、过度营销等乱象，如同阿喀琉斯之踵，时刻警示着从业者必须坚守医者初心。

令人欣慰的是，国家层面的规范建设始终与行业发展同频共振。自 2018 年国家整形美容专业医疗质量控制中心及专家委员会成立以来，行业标准化建设已迈入快车道。通过构建大数据平台，分析整形美容行业发展现状，紧抓医疗行为安全隐患，构建医疗质量改进策略，完善质控闭环评估，持续推进我国整形美容行业健康发展。

本书作者作为我的首位硕士、博士连读学生，始终践行着"大医精诚"的职业信仰。在共事的十二载春秋里，我们既在手术室见证过美学重生的感动时刻，也在实验室经历过技术突破的艰辛历程。这部凝聚他心血的著作，既是对医美发展史的深度梳理，更是对行业本质的哲学思考。书中以抽丝剥茧的笔触，解析了光电技术、生物材料、整形手术等前沿领域的技术图谱；更以医者担当直面行业迷思，用科学理性破解认知误区。这种既仰望星空又脚踏实地的治学态度，恰是当代医学教育最珍贵的传承。

尤其值得称道的是，作者创造性地构建了"医美认知三维模型"：在技术维度剖析操作原理，在伦理维度探讨医患共识，在心理维度解构审美需求。这种立体化的知识架构，不仅打破了传统医美科普的平面化局限，更搭建起医患沟通的认知桥梁。当看到"医美羞耻""医美误区"等原创内容时，我仿佛看到当年那个在门诊耐心为求美者画解剖示意图的年轻医者，正以笔墨延续着临床的温度。

这部著作的诞生，恰似在医美发展的湍流中投下一枚定锚。它既是对既往经验的系统总结，更是面向未来的启蒙宣言。在人工智能开始介入美学设计、再生医学改写抗衰逻辑的新时代，我们比任何时候都需要这样的专业指南来守护行业航向。相信每位读者都能从中感受到：真正的医美之美，始于对人体奥秘的敬畏，成于对医学边界的恪守，终于对生命尊严的礼赞。

作为导师，我见证了一位医者从青涩到成熟的蜕变；作为同行，我看到了一位学者对行业发展的深刻思考。此书不仅承载着专业智慧，更流淌着医学人文的温度。愿这份凝结初心与智慧的结晶，能成为照亮医美航程的灯塔，引领更多后来者在医学与美学的星河中，书写属于这个时代的华章。

国家整形美容专业医疗质量控制中心主任
中华医学会整形外科学分会主任委员

王晓军

2025 年 3 月于北京协和医院

理性变美，每一个好看的未来，
都始于不被看好的现在

欢迎翻开这本医美科普图书，恭喜你，即将掌握自己"变美的主动权"！

现在是一个信息爆炸的时代，医美广告铺天盖地，各类宣传中声称的神奇效果让人眼花缭乱。很多人在镜子前审视自己时，常常对自己外貌上的某些小瑕疵感到烦恼，同时又被"逆天改命"的医美成功案例所吸引。然而，由于种种顾虑，他们对是否接受医美项目始终犹豫不决。

随着人们不断追求美丽与健康，医美行业也在不断发展，变美不再遥不可及，但美丽的背后隐藏着不少陷阱和误区。有人盲目跟风，选择了不适合自己的医美项目，结果适得其反；有人因为缺乏专业知识，被不良机构忽悠，不仅花了冤枉钱，还损害了健康。

别担心，本书将作为一个理性又贴心的向导，让你在追求美丽的道路上，更加从容自信。

美不设限：医美不只是"动刀子"

医美的全称是医疗美容，它是医学和美容技术的结合。不同于传统的敷面膜、按摩等美容方法，医美涵盖了从注射、光电治疗到复杂的外科手术等多种手段，在外貌塑造方面带来革命性的变化。

但"医"只是手段，"美"才是目的，不同的医美项目都有自己独特的适应情况，盲目选择很可能影响变美的效果。

本书的第一个任务，就是帮助人们了解目前有哪些常见的、成熟的医美项目，它们分别有什么作用，能达到什么效果，以及每一种项目的风险和恢复时间。求美者在接受医美项目前应该充分了解这些信息，与专业医生细心沟通，做出理性的决策。

走出误区，才能真正拥抱美

有些医美广告宣称，"打一次水光针，就能让皮肤嫩得像豆腐"，"医美做得好，可以偷懒不护肤"，甚至鼓吹"医美可以换头改命"，诱导消费者花巨额费用去做医美。

然而，这些宣传只能让专业医生感到无奈。尽管医美技术能带来显著效果，但并不意味着没有风险，而市面上鱼龙混杂的信息很容易让人陷入误区。

本书的第二个任务，就是帮助人们擦亮眼睛，识别关于医美的谣言和陷阱。本书会详细解析常见医美项目的适应肤质和年龄，揭示那些夸大其词的宣传。理性消费，安全变美，才是重点。

你的疑惑，我来解答

即使绕过误区，很多人也会卡在下一个阶段——迷茫。

"想要美白，到底选水光针还是光子嫩肤？"
"打了肉毒毒素，脸会僵吗？"
"做脂肪填充项目，脸部会不会出现下垂，填充的脂肪会消失吗？"
"为什么我每天都护肤，却没有效果，我的护肤方法到底哪里出错了？"
……

这就是本书的第三个任务，针对人们最关心的问题，给出专业解答，包括医美项目的原理、过程、效果以及可能的风险，让你在决定尝试之前，做到心中有数，不再盲目跟风。

这些情况，医美会说"不"

即使做好了前面的准备，依然有人会被医美医生"拒之门外"，这是为什么呢？

有些人并不适合接受医美项目，比如患有严重疾病或严重过敏反应的人，医美操作可能会给他们的健康带来危险。还有一些心理状态不健康的人也不适合接受医美，比如患有体象障碍的人，他们过度关注自己的体貌，即使自己的外表已经很美丽，还是坚持"医美"，否则就会出现恐慌、焦虑等情绪，这类人其实需要心理医生的帮助，而医美的作用则很有限。

本书的第四个任务，就是列出详细的拒诊类型，告诉人们哪些情况下应该暂时或永远对医美说"不"，哪些情况下需要更换医美项目。毕竟安全永远是第一位的，美丽不能以牺牲健康为代价。

定制方案，你的美是独一无二的

在医美这条路上，盲目跟风是不可取的。每个人的面部特征和身体状况都不同，适合别人的项目不一定适合你。因此，在决定接受医美项目前，你需要做到以下几点：

● 了解自己的需求：了解自己的外貌风格，明确想要解决的问题，以及期望达到的效果。
● 咨询专业医生：找一位经验丰富、口碑良好的医美医生，进行面对面的咨询。
● 评估风险与收益：在充分了解项目原理、效果、风险和恢复期后，权衡利弊，做出适合自己的选择。

美丽背后，更重要的是自我接纳

医美虽然不一定能带来惊天变化，但可以让人们更接近理想中的自己。通过医美来主动获得美，需要充分地了解和接纳自我，才能避免健康和金钱的豪赌。它不仅仅是外在的改变，更是内在的一次成长。

美丽是一场值得探索的旅程，而不该是一场赌博。在这段旅程中，我们需要的是勇气、智慧，还有接纳自己的平常心。希望本书能成为你理性变美路上的得力助手，陪伴你一起走过不被看好的现在，迎接光彩照人的未来。

变美之前，
一定要知道的事

在这个追求美丽的时代，医美如同一把钥匙，能够为我们开启通往更完美自我的大门。在打开这扇门前，你是否已经做好了充分的准备，是否已经了解医美背后的真相与奥秘？

我真的了解医美吗

什么是医美

医美，是指运用手术、药物、医疗器械以及其他具有创伤性或者侵入性的医学技术方法，对人的容貌和人体各部位形态进行修复与再塑。

这么说可能有些难以理解，简单来说，那些能让你变得更美但又有一定风险的治疗手段，都属于医美的范畴。

有风险，为何还要尝试？

因为相比于用化妆品、非医疗器械进行的生活美容，医疗美容在技术和效果上更上一层楼，可以改善面部轮廓、皮肤状态、体形胖瘦……在医美被广泛应用以前，人们对于容貌和身体的缺陷无计可施。而如今，人们有了更多的选择，可以借助医美对容貌和身体进行修复或重塑，也拥有变得更美的机会。

与此同时，社会审美也在良性发展，比起过去"大刀阔斧"地改造面部，目前的医美更强调在现有面部条件的基础上进行"微调"，效果越来越自然。医美市场也在逐渐规范化，随着医疗技术的不断精进，求美过程中的安全性得到了提升，人们对医美也产生更大的信心。

医美、轻医美、整形，
傻傻分不清楚

医美涉及内容广泛，涵盖了很多变美的方法，整体来看，这些方法有"轻"与"重"之分。

人们过去理解的医美，一般涉及整形外科手术，比如切开法重睑成形术（割双眼皮）、隆鼻术、截骨术（削骨）等，还有唇裂修复术、瘢痕切除术等。整形外科手术可以修复比较严重的外观问题，更重要的是，可以使异常的人体结构恢复正常外形和功能。但这些手术一般需要麻醉，术后恢复期也比较长，具有一定的手术风险。

轻医美一般指不涉及外科手术的医疗美容项目，比如激光、射频、注射填充等。这些项目可以优化面部轮廓，改善皮肤状态。大部分轻医美项目的操作属于无创，少数可能涉及微创，其操作过程相对简单，术后恢复期短，有的项目甚至可以实现即做即走，因此日益受到广大求美者的追捧。

总之，从广义上讲，医美是一个涵盖范围较大的概念，主要包括整形外科和轻医美两类医学手段。整形外科侧重于恢复正常外观和功能，也可以实现较大幅度的外观改变，但创伤和风险都比较大；轻医美则更加注重优化外观，强调过程的安全便捷，对外观的改变较小，同时伴随的创伤和风险也比较小。

医美的"前世今生"

自古以来，我国人民就一直在研究美、创造美。早在殷商时期的甲骨文中就记载了"沐""浴"等文字，[1]人们还会将红蓝花的汁液涂抹在脸上进行装饰，后来发展成了胭脂，说明早在 3 000 多年前，人们就已经有了皮肤清洁、美容养护的理念。到了战国时期，人们用粉涂面、用黛画眉，[2]皮肤美容修饰成为普遍的行为。

随着中医学的发展，唐朝的《外台秘要》记载了 300 多首美容类方剂，[3]一改之前美容配方中多用铅、汞等重金属物质的前例，使用草本成分制成面膏、面脂、乌发方。这些膏方在美白、乌发的同时，还能避免因长期使用重金属物质而造成的皮肤老化发黄，甚至有了专门治疗酒糟鼻的膏方，在当时大受追捧。

宋代的医美技术更上一层楼，《太平圣惠方》第 40 卷是美容专方，里面共计 980 余首美容方剂。现代很多护肤品使用的"七子白"配方，其原名叫作"七白膏"，就是出于此。[4]《圣济总录》中则用大量的篇幅介绍去除瘢痕的方法，[5]其中对瘢痕的磨削方法，就和现代的皮肤磨削术极其相似。

早在近 200 年前，近现代整形外科手术就已经有了雏形。1835 年，美国医疗传教士伯驾在当时广州眼科医局实施了中国第一例"睑内翻矫治术"，[6]

---

1 张信江，涂彩霞. 美容皮肤科学 [M]. 北京：人民军医出版社，2004.
2 辛映继. 医学文饰基础教程 [M]. 西安：陕西科学技术出版社，2017.
3 付辉，于少泓，牟道玉. 中国古代名医的智慧 [M]. 济南：山东大学出版社，2020.
4 马振友，周冬梅，李元文. 中华古今皮科名方四百首 [M]. 郑州：河南科学技术出版社，2022.
5 王振国，韩涛.《本草纲目》附方现代研究全集：外科卷 [M]. 济南：济南出版社，1998.
6 华高莱斯国际地产顾问（北京）有限公司. 产业新赛道之大健康产业 [M]. 北京：北京理工大学出版社，2022.

并详细记叙了手术方法，随后各种医疗美容技术开始蓬勃发展。

在随后的几十年间，我国的医疗美容事业因战争陷入停滞，只能在各种需求和摸索中缓慢前行。20 世纪初，上海、北京等城市已经开展了隆鼻、割双眼皮、天花痘疤磨削、酒窝形成等美容外科手术，[1] 但医美依然属于新鲜事，是大城市少数人的选择。到了抗日战争、抗美援朝战争时期，出于救治伤员的需要，我国的整形技术迅速发展。这一时期，手术项目集中在烧伤修复、断肢再植等领域，治疗重点转为功能性恢复与创伤救治，而非美容。

直到 1978 年改革开放以后，医疗美容领域又重新以美的需求为主导。在此期间，出现了很多公立及私营整形和美容机构，所提供的项目也日益丰富多样。当时的媒体曾经报道，"有的个体户认为漂亮的外表能够吸引顾客，有的工人想通过整形增加男子汉气质"，医疗美容逐渐走进广大普通民众的生活中。

2003 年，北京一个女孩历时半年，进行了割双眼皮、去眼袋、隆鼻、隆胸、大小腿吸脂、颈部除皱、面部吸脂、打瘦脸针等 10 余项手术，被冠以"中国第一人造美女"称号，[2] 带动了全国各地的"人造美女"风潮。当时，演艺、选美行业的从业者通过"人造美"来获得竞争优势的情况屡见不鲜。

根据前瞻产业研究院发布的《2022—2027 年中国整形医院行业市场调研与投资战略规划分析报告》，2019 年，中国医美市场规模已达到千亿元，各种医美机构和项目层出不穷。相较于 21 世纪初人们追求面部、身体轮廓的外科改造，当前的人们更加注重采用注射、光电等项目来实现"微调"效果，这一转变促使非手术类轻医美的市场规模大幅上升，占据了医疗美容整体市场规模的 60% ~ 70%。

---

1 宋建星，杨军，陈江萍. 眼睑整形美容外科学 [M]. 杭州：浙江科学技术出版社，2015.
2 "中国第一人造美女"郝璐璐五年后再次整容 [EB/OL]. 央视网，2008-03-09. https://news.cctv.com/society/20080309/100579.shtml.

我应该选择医美吗

医美的适应人群：
先天缺陷 & 后天老化

有些人因为遗传或者发育异常，天生就有些小缺陷，比如先天性唇裂（兔唇）、小耳畸形、头面部有大面积胎记等。这些异常大多在胎儿发育过程中逐渐形成，出生时即有。它们不仅影响了患者的外貌，还可能影响其心理状态，让人变得自卑、敏感。这时候医美就可以发挥重要作用。通过整形手术或轻医美手段，可以有效修复缺陷，改善外貌，进而提升患者的自信心和生活质量。

除了先天缺陷，医美还可以帮助我们对抗岁月的痕迹。随着年龄的增长，皮肤难免会出现松弛、皱纹、色斑等老化迹象。这时候通过光子嫩肤、肉毒毒素注射等医美项目，可以显著改善皮肤状况，使皮肤恢复一定的紧致和光滑，焕发新生。

医美只是一种变美的方式

有些人认为医美是虚荣的表现，甚至为此感到羞耻，也有人不断强调"自然美"优于"人造美"。然而，这种观念也是处于动态变化之中的，个人对于美的坚守与追求，将会推动社会整体的审美观念不断更迭。

每个人都有追求美的权利，医美只是一种变美的方式。回顾过去，当社会尚处于温饱都无法满足的时候，追求化妆、打扮、挑选自己喜爱的服饰，不但是奢侈的，甚至是不可能的。然而如今，随着物质逐渐丰富，人们不断追求并接纳新事物，化妆、打扮不但合情合理，还能让自己看起来更漂亮、更有自信，成为一个人热爱生活的标签。

过去，人们提到整形，想到的是大眼睛、锥子脸等千篇一律的形象，但现在的整形技术已经能做到个体化、个性化；曾经，医美仿佛是女性的专利，但现在越来越多的男性开始通过医学手段追求美，让自己的外表更加和谐与得体；过去，人们往往将医美视为年轻人追求的新鲜事物，但现在中老年人同样可以通过医美技术让外表年轻化，抹平岁月的痕迹。医美已经成为实现个人美好愿望的工具，选择医美的人，大可不必感到羞耻。

正确认识医美，首先要有正确的自我认知

要建立对医美的正确认知，需要先拥有正确、合理的自我认知，这包括生理认知、心理认知和社会认知。

生理认知指我们能够理性、客观地看待自己的外貌特征，清楚自身存在的小缺陷，从而明确自己想要通过医美手段做哪些改善，以及适合做哪些项目。在这一过程中，应避免盲目追随社会风潮。例如，在十几年前，社会的审美曾一度倾向于欧美化，许多人追求高鼻梁、双眼皮、尖下巴，选择具有夸张效果的医美方案，而在审美趋向于自然、和谐的当下，这部分早期接受夸张风格的人群又开始面临修复困难的问题。

心理认知指我们要对医美做到"心中有数"，认识到医美只是解决局部问题的方法，而不是改变基因的灵丹妙药，更不是解决人生所有问题的偏方。我们可以通过医美手段改善外貌、克服自卑，但不能过度依赖医美。在现实中，有些人确实在变美后得到了"颜值红利"，却没有借此进一步认识自己、取得更多成就，而是误认为变美能根本性地解决所有困难，陷入了过度医美的怪圈。

社会认知是应该意识到，人们的确更加喜欢外表美丽的事物，但这并不意味着美丽大于一切。社会的审美风潮总是在不断变化之中，即使根据个人需求成功变美，也并不能保证获得所有人的认同。在人际交往之中，气质、谈吐、行为举止同样是外在形象的重要体现。想要得到他人的认可和实现自我的完善，聪明的头脑、出色的能力、稳定的情绪，都是不亚于外在美的良好品质。

医美会带来伤害吗

关于医美的风险

任何医疗行为都存在风险，医美也不例外。轻医美项目因其造成的创面比较小，故而风险比较低。以注射美容为例，产品在被吸收的过程中可能会出现一定程度的排斥反应，如红肿、轻微疼痛等，但这些症状通常会逐渐消失。相比之下，整容手术的风险则要高一些，手术过程中可能有出血、神经损伤等并发症，术后也可能出现感染、瘢痕增生等问题，需要更长的恢复时间。

针对医美项目本身带来的风险，可以通过规范的医疗操作和严格的术后护理来降低，而且安全的医美项目通常可逆，具有完备的修复流程。

因此，在接受医美项目时，选择正规医疗机构和经验丰富的医生进行操作是基础，也是重中之重。在手术前，需要按医生的要求做准备，术后严格遵照医嘱进行护理和恢复，包括按时服用药物、定期更换敷料、避免剧烈运动等。

除了医美操作本身蕴含的风险，外部因素所引发的风险也需要我们格外警惕：信息不对称导致求美者选择了不合适的项目和不规范的医疗机构；过度营销和信息轰炸加剧求美者的容貌焦虑，进而催生非理性医美行为；对医美的作用神化诱使求美者追求通过单次治疗解决多个问题……这些因素相比医美本身，可能更容易对求美者的容貌和健康造成负面影响。

求美者既要了解医美的风险，也要破除自己对医美的误解，这样才能更加安全、顺利地获得理想的形象。

风险误解纠偏

误解 1 医美非常危险！

纠偏：危险和风险是两个不同的概念。危险是难以通过预防措施来完全消除伤害，风险则是通过采取适当措施可以预防或减轻伤害。

医美操作的确有一定风险，这种风险和常规的医疗操作行为类似。从项目分类的角度看，医美项目的风险有高有低，高风险项目需要手术和住院，低风险项目则在门诊就能完成。以当前的医疗技术水平而言，多数医美操作的风险基本可控，也有比较明确的预防和处理措施。然而，即便技术再成熟，过度医美和不遵医嘱都会对最终的效果产生不良影响。

因此，可以说，我们用什么样的态度面对医疗，就可以用与其相似的态度面对医美。只不过，医疗是治疗疾病的"雪中送炭"，医美是改善外观的"锦上添花"。

误解 2 医美效果立竿见影！

纠偏：无论是轻医美还是整形手术，操作后效果往往都不能立即显现。

比如常见的水光针、微针、热玛吉等轻医美项目，在操作后通常需要皮肤对注射药物进行吸收，或对光电治疗产生反应，因此需要一定的恢复期才能看见明显效果。而激光脱毛这类操作，更是需要经历好几个周期的反复治疗，才能使效果稳定并长期维持。

至于整形手术，恢复时间就更长了。术后由于组织损伤，操作的部位往往会有明显肿胀，因此无法立即体验到惊艳的外形变化。需要遵医嘱细心护理，经过一段时间，待创面基本愈合、红肿消退之后，才能看到比较理想的效果。

误解 3　医美可以改头换面，变成另一个人！

纠偏：以现有的医疗水平，专业的医疗机构和有责任感的医生一般不会认同或建议"换头"。

每个人的外貌特征都受到遗传、环境等多种因素的影响，医美只是在此基础上进行微调和优化，主要聚焦于改善所谓的"皮相"和"肉相"，力求用最小的创伤和风险，完成较为理想的、适合个体的改变。

"改头换面"，即改变原本的长相，这需要对"骨相"进行大幅度调整，也就是改变面部骨骼结构。此类手术的风险相对较大，更重要的是，效果也未必绝对理想，所以医美医生通常不建议进行大规模的骨骼结构调整。过去曾有一段时间，医美界出现削骨、隆鼻、推颧弓等风潮，这些操作往往破坏了五官的和谐，且一旦实施，难以逆转和修复，完全得不偿失。

误解 4　整形的效果好于轻医美，值得冒险！

纠偏：选择整形还是轻医美，取决于具体的外观情况和期望达到的效果，并不是整形效果一定好于轻医美。

在准备改善外貌时，有些人总是觉得整形手术的效果优于轻医美，认为只要避开了风险，绝对"物超所值"。其实，在追求变美的过程中，个人还是应时刻以自己的变美目标为首要考量。对于那些旨在追求"微整"效果的求美者，即希望在不知不觉中变美，或者让肌肤年轻化，目前的轻医美技术提供了丰富选择，诸如注射和光电治疗等手段就能解决这类问题。如果这类求美者坚持相信整形手术有用，尤其是通过切除过多的组织和脂肪，对面部轮廓进行大幅度塑形，不仅可能面临更高的风险，也未必能达到预期的理想效果。

误解 5　医美项目出现的并发症可控就可以做了！

纠偏：未必，准备接受医美项目前，合并症也是需要考虑的因素之一。

并发症指的是原本没有、手术后才出现的一些意外的症状，比如感染后的坏死性筋膜炎，吸脂后的血肿等。对于可能出现的并发症，应与医生进行充分沟通，比如了解治疗过程中的潜在风险，以及出现并发症时是能够自然恢复，还是需要采取医疗手段进行干预。专业的医疗机构可以减少并发症的发生，但只有对这些信息有了充分了解，才能做出明智的决策。

合并症则是在接受医美项目之前就已经存在的疾病，如高血压、糖尿病、心脏病等。这些疾病对医美的安全性和效果可能产生一定的影响，因此需要由专业医生进行评估，明确在合并这些疾病的情况下进行医美是否存在风险。正规的医美机构在手术前会进行抽血检查，实施全身麻醉前会做心肺评估，并要求患者规范签署手术同意书，这些都是确保治疗过程安全、降低手术风险的必要步骤。

缓解对风险的焦虑

恐惧来自未知，焦虑也是如此。在决定接受医美项目之前，应该充分了解项目的原理、效果、风险和恢复期等信息。可以通过查阅相关资料、咨询医生或与其他有过医美经历的人交流等方式来获取更多信息，来缓解焦虑和恐惧。

在正确认知自我、接纳自我的前提下，审慎评估何种外貌改变方式才是适合自己的。不要盲目跟风或追求潮流，而是根据自己的需求和期望来选择适合自己的医美项目，同时也要考虑自己的身体状况和经济能力等因素，这有助于缓解因期望过高而产生的焦虑。

选择正规医疗机构和经验丰富的医生进行操作是降低风险的关键。可以通过核实机构的资质、医生的执业证书及临床案例等信息来判断其专业性和可靠性，从而有效缓解对医美风险的焦虑。

准备好了吗？让我们一起打开医美的大门！

✦ 第二课 ✦

突破乱象，
纠正你的医美误区

伴随现代医疗水平和科学技术的进步，加之人们追求"颜值"的热情持续高涨，医美已然进入普通人的生活，不再是少数人的专属。

虽然大众对医美的接受度越来越高，但医疗美容热潮之下，对医美的评价也是众说纷纭。有人说医美万能，可以解决一切"容貌焦虑"；有人说医美的成本低廉，市场上标价动辄上万元的项目，几千元甚至几百元就能做，根本不需要花太多钱；也有人说医美没什么作用，做完之后迟早会被打回原形；还有人说医美十分危险，做了会上瘾，会毁容……

"医美万能"论

医美在解决皮肤问题、对抗皮肤衰老、改善容貌等方面效果确切，这也让很多人误以为"医美万能"——小到一个医美项目可以解决数个问题，大到医美可以一劳永逸。

这种误解在医美行业屡见不鲜，但我们需要明确一个重要的事实：医美并不能解决所有问题，也无法保证永久性效果。事实上，医美行业有一些陷阱和谬误，需要我们谨慎对待。

✦ 脸上所有皱纹都可以用肉毒毒素解决！

肉毒毒素确实是"除皱利器"，但绝非万能。

很多求美者都知道肉毒毒素可以去除皱纹，在面部皱纹区注射肉毒毒素，损伤小，见效快。但是，肉毒毒素并非适用于所有的面部皱纹。

肉毒毒素只对动态性皱纹有效果。动态性皱纹指的是面部肌肉收缩引起的皱纹，比如眼轮匝肌经常挤压而形成的鱼尾纹、经常抬眉导致的抬头纹、习惯性皱眉产生的川字纹等。静态性皱纹是指在面部肌肉不收缩、不运动的情况下也存在的皱纹，比如法令纹。法令纹的形成主要是由于中面部组织松弛下垂、苹果肌深层脂肪垫萎缩，与面部肌肉运动关系不大。

想要改善静态性皱纹，单纯依赖肉毒毒素通常不会产生明显效果。正确的解决方案是注射填充剂，比如玻尿酸、胶原蛋白等人工合成材料或者自体脂肪。

动态性皱纹会随着时间的推移慢慢加重变成静态性皱纹，例如抬头纹和川字纹。当皱纹进入静态阶段后，单纯注射肉毒毒素只能起到有限的改善效果，想要达到理想效果，需要肉毒毒素注射联合人工合成材料或自体脂肪填充。

除皱，除了通过注射肉毒毒素，还有很多其他解决方法。根据每个人的具体情况定制个性化除皱方案，才能收获理想效果。

✦ 医美能一
劳永逸！

"斯大夫，做完去眼袋手术，以后不会再有眼袋了吧？""斯大夫，全脸脂肪填充以后效果是永久的吧？""斯大夫，做完吸脂手术不会再反弹了吧？"……门诊中经常会遇到类似的问题，特别是一些刚刚接触医美的求美者，普遍对医美项目的时效性认识不足。

医美并不能一劳永逸，所有的医美项目都有其适应证，术后效果维持的时间也不同。非手术类的医美项目，比如光电类、人工合成材料注射类等，其效果维持的时间相对较短，约半年至一年，想要维持效果，需要定期进行治疗。例如肉毒毒素除皱，产品厂家推荐每半年注射一次，对于肌肉活动频繁的人，一般4~5个月就需再次注射。光子嫩肤、热玛吉等光电类项目，效果维持时间一般在一年左右，需要每年按疗程治疗。手术类的项目，例如吸脂、脂肪填充、拉皮手术等，其效果维持的时间相对较长，术后护理得当的话，一般可维持5~8年，甚至更久。

✦ 做了医美，
就不需要
护肤了！

做了医美是不是就不需要日常护肤了？答案是否定的。即使选择了具有较长持久效果的医美项目，也并不意味着可以忽略日常的皮肤护理。医美与日常护肤两者并不冲突，如果搭配得当，还可以达到1+1>2的效果。

以射频紧致类项目为例，做完热玛吉、热拉提等项目之后，皮肤会特别干燥，这时候日常的补水保湿就显得尤为重要。一般建议，做完医美项目后的前三天内，每天敷两次面膜，之后一周内每天敷一次。

日常护肤品对于轻度的皮肤干燥缺水、敏感、泛红等有很好的防护作用。消费者对护肤品成分和功效的关注度越来越高，科学护肤的诉求也促使护肤品逐渐向功效护肤转变。玻尿酸、玻色因、烟酰胺、视黄醇、多胜肽……不少求美者对这些成分如数家珍。即使如此，我们也应该清楚护肤品并非药品，而是一种日化产品，其主要功能是满足日常的皮肤护理需求。对于已经形成的皮肤问题，想要得到较为显著的改善效果，通常还是需要借助医美手段。

"医美无用"论

有"医美万能"论的拥趸，就会有人认为"医美无用"。"做了抗衰项目，反而衰老得更快了！""吸脂手术没用，做完变瘦之后，体内为了维持平衡还会重新长出脂肪！"……诸如此类的医美项目没有作用的相关言论，网络上有不少。

每一个经过临床验证的医美项目都有其适应证，能够针对性地解决某方面的问题，并获得良好的效果。医美无用论者往往对某些项目存在误解，或者对其效果给予过高的期待。

以吸脂手术为例：很多求美者将吸脂等同于减肥，在面诊时总会问吸脂后可以减掉几斤？实际上，吸脂手术最大的作用是塑形而非减重。腰、腹、大腿、臀、手臂等身体局部容易形成脂肪堆积，通过运动的方式也很难消除。吸脂手术就是用针管吸出身体局部的大量脂肪细胞，通过减少细胞数量的方法来改善局部肥胖。该手术能帮助求美者塑造理想的形体，且效果立竿见影。脂肪体积大但质量小，如果你是全身性肥胖，建议通过运动和合理控制食物摄入量来减重。

做完吸脂手术变瘦之后，体内会不会再长出脂肪呢？

成年以后，人体脂肪细胞的数量基本固定不变。后天变得肥胖并不是因为脂肪细胞数量增多，而是由于能量摄入过多、消耗过少，导致每个脂肪细胞内储存的能量变多，使细胞体积增大。

吸脂手术抽走一部分脂肪后，脂肪细胞数量随之减少，并且不会再"长出来"。但是，吸脂手术并不能完全防止体重反弹。因为剩余脂肪细胞的体积仍然会随着生活和饮食习惯发生变化。如果术后暴饮暴食，就会导致脂肪细胞体积变大，从而再度变胖。不管采用何种减脂方式，如果在收获成效之后暴饮暴食，都会复胖。

因此，做完吸脂手术后仍然需要保持良好的生活习惯，这样才能长久维持手术效果。不要因为个别误解或过高期望而否定整个医美领域。医美并非万能，但正确理解和合理应用，可以让我们获得满意的效果。在选择医美项目时，与专业医生进行充分沟通，了解每个项目的适应证和预期效果，将有助于做出更明智的决策。

"医美廉价"论

医疗科技的进步使医美产品的品类日益丰富多样，品质提升的同时，其价格也逐渐降低。诸如玻尿酸、肉毒毒素等医美产品，已随着轻医美技术的普及而进入普通人的生活。尽管如此，目前医美项目的单价对于大多数普通人来讲，仍然偏高。于是一种声音出现了："医美成本实际上很低，根本不用花那么多钱！""花最少的钱，就能做出最好的效果！"事实真的如此吗？

◆ 医美成本
很低，根
本不用花
那么多钱！

很多所谓的低成本医美项目，仅仅考虑了产品自身的成本。这就如同将一瓶售价两元的瓶装水的成本归结为包装和水的原料成本（仅两毛钱），而忽略了这瓶水从生产到最终送达消费者手中，中间其他环节产生的费用。

医美看似简单，实则复杂，做医美项目想要获得良好的效果，需要三重保障：产品品质、医生技术、医生审美。

我国对药品器械、执业医生、医疗机构都有严格的规定。如果有人以远低于市场普遍价格的费用提供玻尿酸、肉毒毒素注射或者其他医美项目服务，切勿以为自己捡到了大便宜而沾沾自喜。这时候，应理智地问自己及对方几个问题：产品是不是正品？机构是不是正规？有没有相关资质？医生有没有执业资格？

医美消费的兴起，推动了医美行业的发展和进步，却也催生了不少行业乱象。无证、套证、将一类或二类器械当成三类器械使用的"黑药械"；没有医学基础，只经过短短几天培训就上岗的"黑医生"；没有医疗资质或者超出资质范围开展违规项目的"黑作坊"。这些均成为损害广大求美者健康甚至给其带来生命隐患的"黑手"。对于时常出现在新闻报道中的医美毁容事件，基本与"三黑"有关。

◆ 花最少的
钱，就能
做出最好
的效果！

花最少的钱，就能做出最好的效果！遇到这类宣传也要小心陷阱。任何领域都有过度营销的现象，医美市场也不例外。医美市场的过度营销有两种：一种是夸大项目功效；另一种则是让求美者做不必要的项目，过量消耗不需要消耗的产品。

对于一些夸大功效的医美项目，大多数求美者还可以辨其真伪，但是对于以低价为诱饵的营销模式却难以抵抗。有医美需求的求美者往往对自身容貌有较高的要求，部分甚至存在一定的容貌焦虑。当他们迫切地想"变身"，但又缺乏专业的医美知识时，一旦有人推荐了一系列看似专业的解决方案，加之面对五花八门、价格诱人的医美项目，冷不丁就掉入医疗美容的"坑"。

近年来，门诊接诊的需要进行修复手术的求美者越来越多。其中不乏一些认为医美效果不佳时可以轻易进行修复的求美者。这类人往往勇于"试错"，他们会优先选择价格低的医美手术，成功了欢天喜地，若不满意再修复。实际上，修复手术难度高，价格贵，甚至有的人可能长期陷入不断修复的循环之中，严重影响个人的生活。

以双眼皮手术为例，该手术在整形外科手术中属于返修率相对较高的项目之一，其最大的一个风险在于，部分求美者错误地认为双眼皮手术操作简单，因而不会认真研究手术风险和医生资质，甚至不认为它是一种医疗手术，随便找个非正规的工作室就去做了。

一般来说，双眼皮修复手术的价格远高于初次手术，这是因为初眼就像一张白纸，医生可以根据求美者眼睛的条件以及其个人需求进行双眼皮设计，手术难度较低。而做双眼皮修复手术时，组织可能出现瘢痕粘连，可用组织量减少，导致修复难度大幅增加，对医生的专业度、精细度要求更高。如果初次手术问题严重，可能需要进行多次修复手术，甚至经过多次修复也无法达到理想效果。

医美首要属性是医疗，先医后美是原则，切勿贪图便宜而忽略安全。警惕廉价医美背后可能隐藏的风险。与其想着"医美成本低，根本不用花很多钱"，或是"花最少的钱达到最好的效果"，不如树立起不花冤枉钱解决问题的理念。务必选择专业的医生、专业的医院或机构，"对症下药"。

"医美危险"论

"医美不能做，很危险！"持有这种观点的人大致分为两类：一类认为医美可能会让人产生依赖性，即所谓的"上瘾"；另一类则认为医美可能导致毁容，甚至危及生命。

★ 医美会让
人产生依
赖性，整
形"上瘾"！

医美真的会让人产生依赖性，导致整形上瘾吗？答案必然是否定的，整形并不会让人的身体上瘾。但为什么还会有人觉得自己越整容越"上瘾"，甚至为美丽不惜砸锅卖铁呢？所谓的整形"上瘾"，并不是身体"上瘾"，而是心理"上瘾"——对自己姣好的面容，没有皱纹的年轻态"上瘾"。

有一些人做完双眼皮手术后觉得自己的鼻子不好看，或者做完鼻部整形术后又觉得自己的下巴不好看。出现这种情况，一方面是因为这些人不顾专业医生的建议，执意要求医生按照他人的样貌进行整形，而忽略了自身面部整体的协调性；另一方面可能是因为医生在设计医美方案时没有考虑整体性，而是完全按照求美者的要求进行手术，导致五官和面部整体轮廓不协调。

我一直秉持的理念是整形应该先轮廓再五官，因为轮廓的调整会改变五官的比例。有时候，调整完轮廓后会发现面部整体已变得十分协调，这时候就不必再做五官整形。

我曾经面诊过一个20多岁的女性求美者，她的职业是平面模特，身高172cm，身形匀称，面部轮廓与五官十分精致，但是她的整体状态颇为不佳，表现出明显的焦虑。在面诊时，她一直强调自己脸上有细纹了，长斑了，皮肤明显衰老了，要求进行整体设计，无论是填充还是注射，她都要做。但实际上，如果以10分为满分给她的五官轮廓打分，我觉得她可以得9.5分。这位求美者的情况正是容貌焦虑的一种体现，尽管其本身条件已经很好了，但她始终不满意，一直在整形的路上。

这一类求美者，他们并非对整形"上瘾"，而是产生了严重的容貌焦虑。

这时候医生需要从心理层面进行疏导，而非一味地满足求美者想要整容的心理。

追求精致的美本没有错，但是医美作为消费医疗项目，求美者一定要在符合自身消费能力的前提下，量力而行，理性消费。为了整形过度消费，甚至不惜砸锅卖铁、四处借贷，实属得不偿失。

◆ 微整变"危整"，整容变"毁容"！

近些年随着医美消费的兴起，医美毁容甚至因为整形失去生命的新闻事件也越来越多。

2019 年 3 月至 2021 年 1 月，罗某在未取得医师执业证书、医疗机构执业许可证的情况下，非法从事医疗美容活动，为李某等 7 名被害人进行隆胸、隆鼻、割双眼皮等医疗美容外科手术，非法获利 10.6 万余元。其中，李某在罗某处做了多次抽取腿部脂肪隆胸手术，在一次手术后，出现腿部麻木肿胀，行走困难，后到医院就医。医生诊断，李某左下肢深静脉血栓形成，左髂静脉受压。经司法鉴定所鉴定，李某被认定为十级伤残。[1]

2021 年 10 月 5 日，宁夏回族自治区中卫市 A 整形诊所执业助理医师李某某应银川市 B 整形医院邀请，在未在当地卫健部门注册执业的情况下，赴 B 整形医院对梁某某实施"抽脂手术"。李某某未做术前评估、无手术进程记录、无用药处方及术后医嘱，亦未在相关医疗文书中签字。梁某某术后在 B 整形医院留观期间，出现疼痛、呕吐、神志不清等反应。护士联系李某某，李某某未及时到现场诊查，也未采取有效治疗和抢救措施。2021 年 10 月 8 日，梁某某经送其他医院抢救无效死亡。[2]

类似的事件还有很多。仔细看过往新闻报道中的案例，不难发现，医美毁容或是医美害命事件，往往跟廉价医美相关。当前医美市场需求庞大，一

---

1 马琳，袁利欣. 本想变更美，结果留下十级伤残［N］. 检察日报，2023-06-06.
2 单曦玺，万改宁. 19 岁的她因抽脂失去生命［N］. 检察日报，2023-06-06.

些非法个人或者机构，为获取利益，罔顾求美者身心健康乃至生命安全，违规开展医疗整形美容项目，致使微整变"危整"，整容变"毁容"。

医美的本质是医疗，任何医疗手术都存在一定的风险，但是技术不专业会对求美者的身体健康造成更大的风险。医学具有很强的专业性，并不是做几个医美项目，或者接受几天培训就能够掌握的。以我个人为例，从本科到博士毕业需要十年时间，随后在北京协和医院大外科系统，包括麻醉科、ICU（重症医学科）等科室全部轮转一遍又需要三年，再回到整形美容外科进行总值班培训，经过两年方能晋升为主治医师，再经过四年的积累与磨砺，方能晋升为副主任医师。这是一个非常漫长的培养过程。因此，我衷心希望大家能够理性看待医美，坚决抵制"黑医美"。

医美图鉴：
科学变美的秘密武器

科学美白：
塑造柔嫩肌肤

《诗经》有云："手如柔荑，肤如凝脂，领如蝤蛴，齿如瓠犀，螓首蛾眉。巧笑倩兮，美目盼兮。"洁白无瑕、光滑柔嫩的皮肤洋溢着青春美感，也成为从古至今很多人的追求。"漆不厌黑，粉不厌白。"古人以粉敷面来使皮肤看起来光洁无瑕，从最初的米粉到铅粉再到珍珠粉，无一不体现出古人对粉白的追求。而如今，厚重的粉妆常常被人诟病，这也促使越来越多的人追求皮肤的自然光洁。追求美白本无可厚非，但是有些人用力过猛，为了获得冰肌雪肤，不惜铤而走险，盲目跟风使用各种美白产品，甚至服用可能会危及生命的抗凝血剂。理性护肤，科学变美，才有持续性可言。

皮肤干燥缺水、色素沉着、面部细纹、痘坑痘印、毛孔粗大等，是导致皮肤暗淡无光、肤色不均的主要因素。解决了这些问题，便能让皮肤变得光滑柔嫩。水光针、光子嫩肤、皮秒激光、微针、刷酸，都是目前经过临床验证的有效治疗方式。

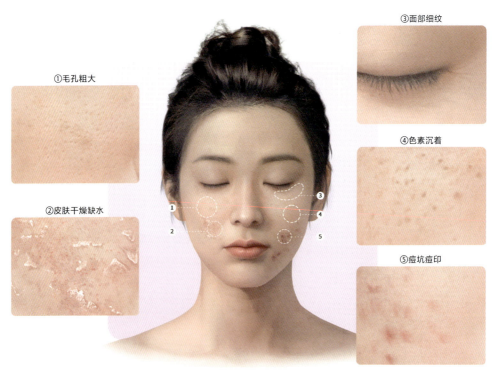

①毛孔粗大

②皮肤干燥缺水

③面部细纹

④色素沉着

⑤痘坑痘印

不同的皮肤问题

水光针

补水保湿是皮肤护理最基础也是最重要的一项。我们日常使用的面膜、水乳等生活美容护肤品，其实无法到达皮肤深层，当皮肤出现深层缺水时，即使敷再多的面膜，也无法恢复水油平衡。这时，水光针就是一个不错的选择。

什么是水光针 水光针起源于 1952 年法国医生麦克·皮斯特提出的中胚层疗法，简单来说，就是将药物直接注射到皮肤表层或中胚层，从而达到治疗效果。这种注射方式的营养成分吸收率是皮肤表面涂抹的 6 000 倍以上。这种治疗方式后来被广泛应用于美容领域。

水光针的核心成分是小分子量透明质酸。透明质酸也叫玻尿酸，它是一种酸性黏多糖，透明质酸分子能携带自身重量 500 倍以上的水分。皮肤水分充足就会显得水润光亮，因此也就不难理解为什么叫水光针了。

知道了原理，但是真想要体验，你会面临一大堆选择：基础水光、加强水光、长效水光、功能性水光、复合水光、有针水光、无针水光……这些不同的水光项目又有什么区别呢？

目前市面上的水光针根据药物成分可以分为基础水光和功能性水光两大类。基础水光的主要成分是小分子量透明质酸，主要功效在于锁水。加强水光和长效水光本质上也是基础水光，只不过加入了微交联成分，延长了效果维持的时间。

功能性水光也叫复合水光，是在基础水光中加入氨基酸、维生素、肉毒毒素、胶原蛋白、富血小板血浆等成分，补水保湿的同时达到美白、改善细纹等效果。

有针水光根据注射方式的不同，分为手打和机打。手打有针水光就是用手推针管将药液一点一点注入皮肤。机打有针水光借助专业的仪器，可以提前设置好注射深度、注射剂量、推药速度等参数。注射时，注射头先通过负压将皮肤吸起，再将药液均匀注入皮肤。目前市场上比较常用的是 5 针注射头和 9 针注射头。

不管是机打还是手打，注射层次都特别关键：真皮层中下 1/3 ~ 2/3 交界处最佳。不会漏药，打完丘疹较不明显，恢复快，效果也较好。当然，不同位置皮肤厚度不同，对于面颊等比较难吸附的位置，可适当增加深度。

无针水光不需要注射，是通过仪器产生高压，将药液通过高速气流喷射进皮肤。我个人建议不要使用无针水光，因为高压喷射会破坏局部组织，使皮肤受到伤害，美国很多地区已经开始禁用无针水光。

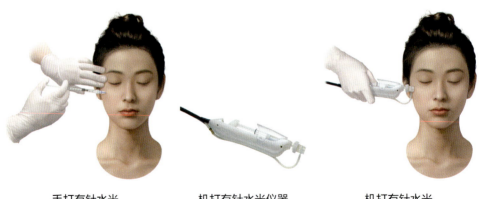

手打有针水光　　　　　机打有针水光仪器　　　　机打有针水光

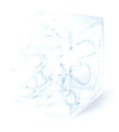
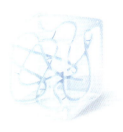
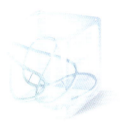

注射即刻　　　　　　　　注射后 1 个月　　　　　　　注射后 6 个月

透明质酸钠分子结构

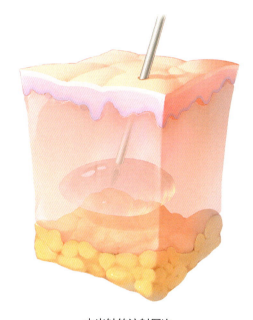

水光针的注射层次

◆ 我可以打
　水光针吗

水光针作为入门级医美项目，大部分人都可以注射，具体可以根据自身的皮肤情况来选择。以下人群不宜注射水光针：

1. 皮肤状态良好的人。健康皮肤本身的小系统是正常的，注射水光针反而会破坏这种小系统，平时做好保湿和防晒即可。

2. 皮肤特别敏感，脸上有青春痘、粉刺或伤口的人。水光针虽然创伤很小，但是毕竟要刺破皮肤，留下密密麻麻的小针眼，如果皮肤特别敏感或者有炎症，可能会加重症状，因此不建议注射。

3. 瘢痕体质人群。瘢痕体质的人一旦皮肤有破损，很容易形成增生性瘢痕，特别是添加了生长因子的水光针，一定要慎重选择。

4. 心脏、肝肾、大脑等部位有严重疾病的人群。如果你本身患有某种疾病，一定要事先告诉医生，医生判定可注射，再进行注射。

5. 月经期、孕期、哺乳期女性。月经期、孕期、哺乳期女性身体免疫力下降，情绪容易波动，身体凝血机制变差，比较容易出血，因此应尽量避免做医美项目。

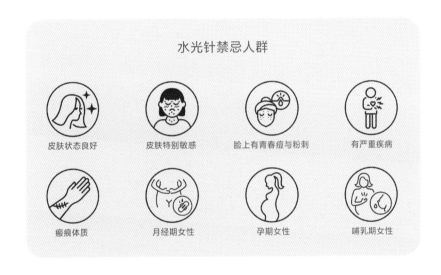

水光针禁忌人群

皮肤状态良好　　皮肤特别敏感　　脸上有青春痘与粉刺　　有严重疾病

瘢痕体质　　月经期女性　　孕期女性　　哺乳期女性

✦ 打水光针需
　要注意什么

注射水光针前需要特别注意以下几点：

一是选择适合自己的水光针。每个人的皮肤状况不同，需先和医生沟通清楚自己要解决的核心问题，不要贪多，"贪多嚼不烂"。

二是有针水光属于破皮项目，一定要由专业的医护人员操作！同时，药品一定要确保是正品。目前，我国尚未出台法规对水光针产品进行明确规范，市场上正品稀少。有数据显示，目前市场上的水光针针剂，三支中仅有一支是正品，另外两支不是水货就是假货。因此在选择时一定要擦亮眼睛。

除此之外，还有一点要注意：尽管水光针号称打一次相当于敷 100 张面膜，但如果你相信打一次水光针就可以拥有水嫩皮肤，那我建议你不要打。

水光针效果确切，但并不是打一次立刻就能看到效果。该项目需要借助仪器将药剂注射到真皮层，皮肤会有轻微破损和轻度红肿。另外，药剂发挥作用也需要时间，一般需要一周。水光针通常是按疗程注射的，前三个月每月注射一次，之后根据面部实际情况间隔 2~3 个月注射一次，这样才能保证皮肤维持好的状态。

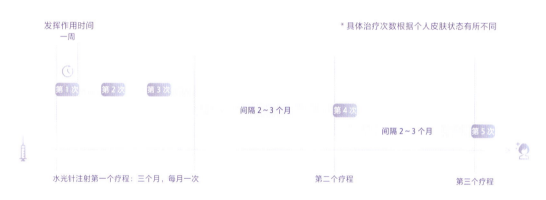

发挥作用时间
一周

* 具体治疗次数根据个人皮肤状态有所不同

第 1 次　　第 2 次　　第 3 次

间隔 2~3 个月　　第 4 次

间隔 2~3 个月　　第 5 次

水光针注射第一个疗程：三个月，每月一次　　第二个疗程　　第三个疗程

水光针注射疗程

注射水光针后的术后护理也同样重要。

注射水光针后皮肤会有创伤，出现一些小丘疹，一般 3~5 天即可消退。可以在注射后用光谱仪照红蓝光，帮助皮肤更快修复。

注射后 6 小时内不要沾水，保持面部清洁干燥；两天内不要按揉面部，不要化妆；玻尿酸中的羟基会吸收皮肤周围水分，导致皮肤发痒、发干，可以每天敷 1~2 次医用面膜（械字号），连续一周；注射后防晒也非常重要，一周内避免接触高温环境。如果出现持续红肿痛痒，建议及时前往皮肤科就诊。

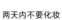 两天内不要化妆　　　　两天内禁止按揉　　　　一周内避免接触高温环境　　　6 小时内不要沾水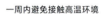

注射水光针后注意事项

光子嫩肤 ✦

解决了皮肤缺水的问题，想要更进一步使肤色均匀，提升皮肤光泽，光子嫩肤可以作为第二个入门级日常保养医美项目。

✦ 照一下就能
"返老还童"

用光照一下就能"返老还童"，这恐怕是所有人梦寐以求的事儿。1995年，美国著名皮肤学专家帕特里克·比特博士率先发现光子技术不仅可以用于治疗皮肤毛细血管扩张，对皮肤老化、色素斑等也有很好的治疗效果，同时还能提高皮肤的弹性和细腻程度，使肌肤恢复年轻活力。之后很多专家对此做了临床研究，并将这种技术叫作 Photorejuvenation。rejuvenation 有恢复青春的意思，Photorejuvenation 直译过来就是"照一下即返老还童"，后来被译为光子嫩肤。

当然，这种技术根本无法让人返老还童，但足以让我们看到专家对发现并应用这项技术的喜悦，也直白地告诉我们光子嫩肤就是利用光的能量改善皮肤老化产生的各种问题。

光子嫩肤的原理是将特定宽光谱（波长 500～1 200nm）的 IPL（强脉冲光）能量穿透皮肤，重塑真皮层胶原纤维和弹力纤维，使其恢复弹性，从而消除细纹、缩小毛孔。另外，皮肤中的色素、血红蛋白等色基选择性吸收不同波长的光能，使血液凝固、色素被破坏和分解，从而达到治疗红血丝、色斑的效果。

✦ 乱花渐欲
迷人眼

光子嫩肤因其非侵入性、非剥脱性而大受欢迎。通过调控波段、能量等参数，在不破坏皮肤表面的情况下，就可以实现去黄去黑、去红血丝、收缩毛孔、消除细纹、提亮肤色等效果，治疗时间短，一般 20 分钟，过程舒适友好，因此被人送以"午餐美容"的称号。

市场需求广阔，技术和产品更新也会加速。自第一代光子嫩肤技术 IPL 问世以来，技术不断升级，OPT（完美脉冲光）、DPL（染料脉冲光）、AOPT（超级完美脉冲光）、BBL（宽谱光，也叫 BB 光）都是 IPL 的升级版本。伴随技术的升级，各种新式设备也层出不穷。我们经常看到或听到的 Icon、M22 等，则是不同厂家的设备名称，治疗效果大同小异。

如果非要推荐，我个人倾向于 BBL，可以把它作为对抗皮肤光老化的入门产品或者说日常养护产品。BBL 的全称是 Forever Young Broad Band Light，由帕特里克·比特博士研发，他本人也是 BBL 的忠实用户。BBL 不但可以去黄、去红血丝、改善毛孔粗大和肤色不均，而且是目前唯一一项被临床数据证实能真正在基因层面实现抗衰的技术。每年坚持 1~2 次治疗，可逆转皮肤基因，从根本上延缓衰老，并且治疗过程基本无痛，舒适度高。

◆ 光子嫩肤
注意事项

每一种治疗方式都有严格的适应证，不存在"一招鲜吃遍天"的情况。以下两类人不适合做光子嫩肤：

一是光过敏、免疫系统缺陷、瘢痕体质、皮肤有伤口、近期服用过光过敏药物的人，以及孕妇。

二是近期皮肤受过暴晒的人。皮肤中的色基会选择性吸收不同波段的光能，暴晒后的皮肤黑色素含量增加，吸收光的能力也随之增强，这就好比黑色的衣服比白色的衣服更吸热，能量过多很容易造成皮肤灼伤。

虽然光子嫩肤是一个比较舒适友好的项目，但是治疗后皮肤还是会发生一定程度的改变，皮脂膜保护功能减弱，因此更需要我们小心呵护。

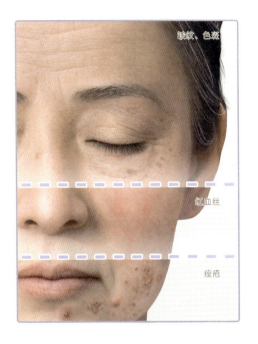

皱纹、色斑

红血丝

痤疮

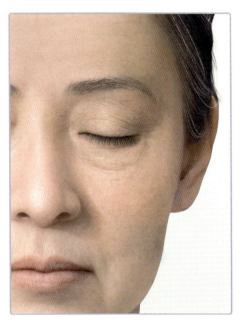

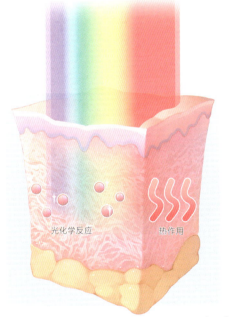

光化学反应　　热作用

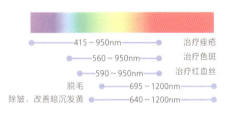

415 ~ 950nm	治疗痤疮
560 ~ 950nm	治疗色斑
590 ~ 950nm	治疗红血丝
脱毛　　695 ~ 1200nm	
除皱、改善暗沉发黄　　640 ~ 1200nm	

光子嫩肤的原理

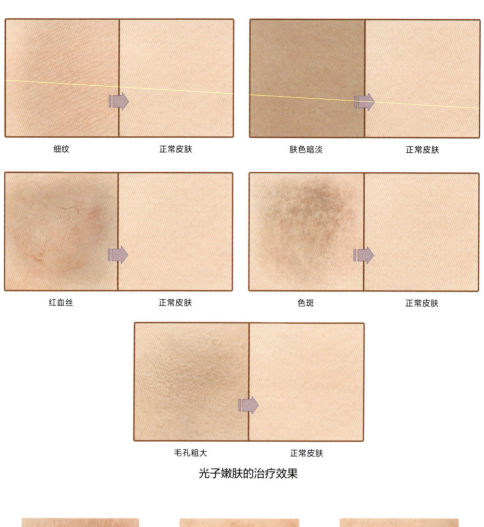

细纹	正常皮肤
肤色暗淡	正常皮肤
红血丝	正常皮肤
色斑	正常皮肤
毛孔粗大	正常皮肤

光子嫩肤的治疗效果

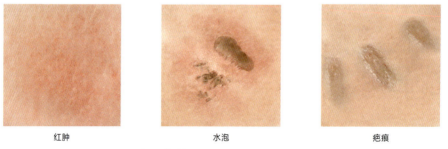

红肿　　　　　　水泡　　　　　　疤痕

光子嫩肤操作不当产生的皮肤问题

光子嫩肤禁忌人群

光过敏

免疫系统缺陷

瘢痕体质

皮肤有炎症或伤口

服用光过敏药物

孕期女性

近期经历暴晒

光子嫩肤术后注意事项

严格防晒三个月

一周内早晚各敷一贴医用面膜

一周内不能接触高温环境

一周内不能剧烈运动

两周内避免使用具有剥脱性功能的化妆品

治疗后一周之内不能泡温泉、蒸桑拿或剧烈运动，可早晚各敷一贴医用面膜。两周内避免使用具有剥脱性功能的化妆品，如含果酸、水杨酸、A醇等成分的化妆品。此外，必须防止紫外线长时间照射，严格防晒三个月。

光子嫩肤设备越来越先进、智能，治疗时间也越来越短，但这并不代表对操作医生没有技术要求，恰恰相反，越是精细的设备，对操作者的要求越高。现如今的设备参数设置非常精细，力求做到精准治疗，操作不当就会灼伤皮肤，出现红肿、疼痛，严重的还会起水疱，甚至留下永久性疤痕。

因此，一定要选择有资质的、正规的医院或医美机构，选择专业的医生。

激光美容 ✦

水光针和光子嫩肤作为皮肤日常保养项目，即使不做，也不会影响日常生活。但有一些皮肤问题，比如皮肤疣、色素痣、瘢痕疙瘩等，会明显影响面容美观，甚至对有些人的生活造成困扰，那就需要及时治疗。激光美容设备的诞生，为此类皮肤病的治疗提供了更多可能性。

✦ 百花齐放的激光美容新时代

从 1960 年世界上第一台激光器——红宝石激光器诞生至今，激光技术不断发展进步。铒激光、准分子激光、二氧化碳激光和脉冲染料激光都已进入临床应用。激光美容成为激光治疗中应用最为普遍的方式。

市场上的激光美容设备越来越多，有进口的、国产的，基于仪器类型、激光特性、治疗功效等的不同，名称也是五花八门。

为什么光能够对皮肤产生作用呢？这是因为皮肤中的色基（血红蛋白、黑色素、水、脂质）会吸收光子，且不同色基吸收不同的波长。激光就是利用这一原理，通过发出的高能量作用于靶组织，从而破坏色素细胞和发生病变的血管，去除多余组织，刺激胶原增生。

以前，激光在皮肤科主要用于血管性病变（比如鲜红斑痣、血管瘤等）、色素性病变（比如雀斑、太田痣等），以及文身等的治疗。随着选择性光热作用理论和点阵光热作用理论的提出，激光在皮肤科的应用进入了新时代。激光脱毛、激光换肤、光疗皮肤年轻化等，越来越普遍。

目前市场上常用的四种激光美容设备有二氧化碳激光器、皮秒激光器、调 Q 激光器和点阵激光器。

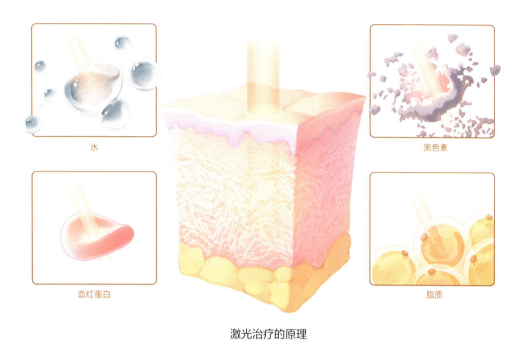

水

黑色素

血红蛋白

脂质

激光治疗的原理

二氧化碳激光在临床上应用非常广泛，属于剥脱性激光。其发散角度极小，能量密度高，穿透组织较深，可以使皮肤组织内的水分快速沸腾进而汽化组织，可治疗多种皮肤病，如皮肤疣、色素痣、瘢痕疙瘩等。此外，二氧化碳激光对改善皮肤粗糙、毛孔粗大、肤色暗沉、痘坑痘印以及光老化产生的面部细纹等有较明显的效果。

调 Q 激光是目前激光去斑的主要方式，对于去除黑痣、雀斑、老年斑、黄褐斑、晒斑以及文身文眉等效果明显。它采用光爆破原理，以异常色素为靶目标，在极短的时间内撞击色素，使色素分解并逐渐被巨噬细胞吞噬，最后代谢清除。调 Q 激光的优点在于基本不会损害肌肤，也不会破坏毛囊促进肌肤再生发展的功效。

皮秒激光具有皮秒（万亿分之一秒）级脉冲，能快速释放能量，在港澳台地区又被称为皮秒镭射。很多明星做的"镭射净肤"就是皮秒激光。市面

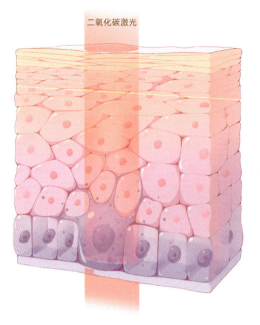

二氧化碳激光

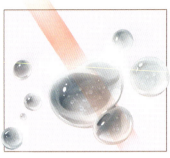

二氧化碳激光可以使皮肤组织内
的水分快速沸腾进而汽化组织

二氧化碳激光的作用原理

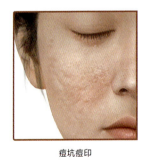

痘坑痘印

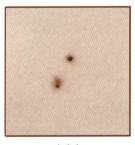

色素痣

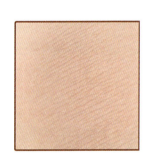

细纹

毛孔粗大

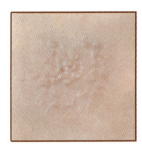

皮肤疣

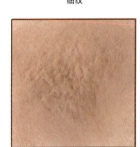

瘢痕

二氧化碳激光的适应证

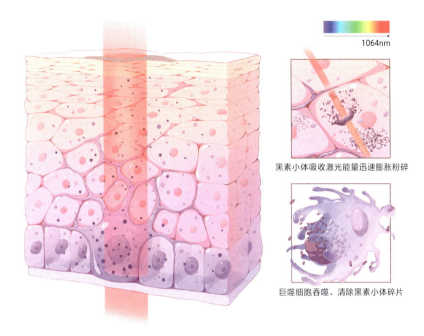

1064nm

黑素小体吸收激光能量迅速膨胀粉碎

巨噬细胞吞噬、清除黑素小体碎片

调 Q 激光的作用原理

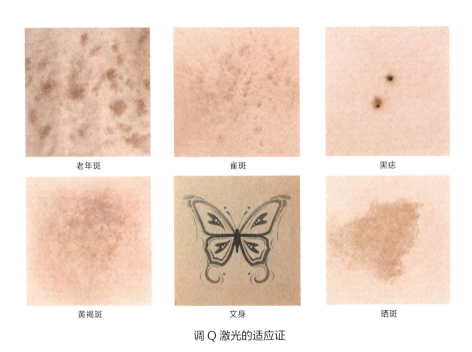

| 老年斑 | 雀斑 | 黑痣 |

| 黄褐斑 | 文身 | 晒斑 |

调 Q 激光的适应证

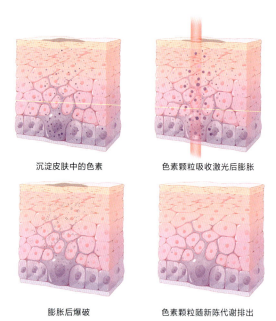

沉淀皮肤中的色素　　　　　　　色素颗粒吸收激光后膨胀

膨胀后爆破　　　　　　　　色素颗粒随新陈代谢排出

皮秒激光的作用原理

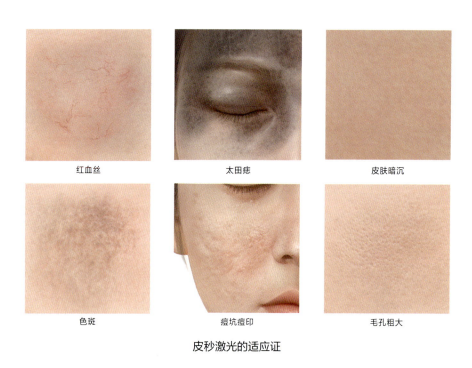

红血丝　　　　　　　　太田痣　　　　　　　　皮肤暗沉

色斑　　　　　　　　痘坑痘印　　　　　　　　毛孔粗大

皮秒激光的适应证

上常见的皮秒激光设备有蜂巢皮秒、超皮秒。2012年，皮秒激光被美国食品药品监督管理局（FDA）批准用于去除文身，后来用于治疗良性色素病变，再后来应用范围逐步扩大，对于毛孔粗大、肤色暗沉、色斑、痘坑痘印、红血丝、太田痣等都有明显效果。皮秒激光治疗时间短，能量聚集，靶向作用强，作用点准确，在快速击碎色素的同时不会对周围组织造成热损伤，安全系数比传统的激光要高，因此在皮肤科的应用广泛。

点阵激光又叫飞梭镭射、像素激光，是介于有创和无创之间的一种微创治疗，通过加热真皮和表皮，使皮肤产生微小柱状损伤，激活成纤维细胞，刺激胶原重塑反应，使真皮增厚。与传统的激光治疗相比，点阵激光临床使用范围更加广泛，可用于改善轻度静态性皱纹、黄褐斑、咖啡斑、毛孔粗大、肤色暗沉，尤其是针对青春痘留下的痘坑痘印效果明显。

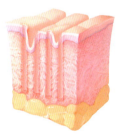
通过点阵激光加热真皮和表皮，
使皮肤产生微小柱状损伤

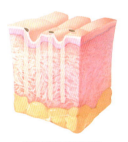
热效应激活成纤维细胞，
刺激胶原重塑反应

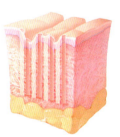
点阵激光嫩肤需3~5次治疗

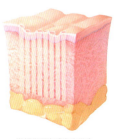
微损伤区完成表皮再生

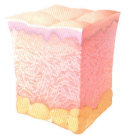
多次治疗后真皮增厚

点阵激光的作用原理

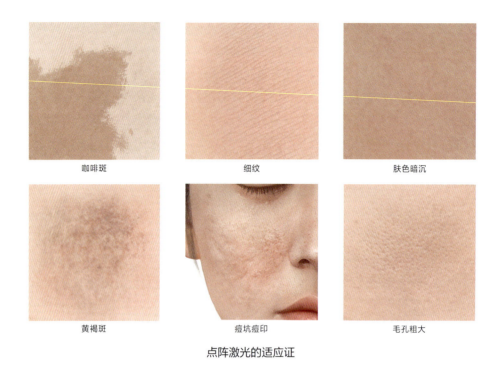

| 咖啡斑 | 细纹 | 肤色暗沉 |
| 黄褐斑 | 痘坑痘印 | 毛孔粗大 |

点阵激光的适应证

美国皮肤科医生、医学作家乔治·赫鲁扎曾说:"激光、光和其他基于能量的设备在皮肤治疗领域不断取得巨大的进步,即使是最勤奋的医生也难以跟上最重要的进展。"作为普通消费者,更是难以对每一种技术和产品都了如指掌。特定的求美者必须选择特定设备,而医生丰富的临床经验和熟练的激光器操作技术要远优于设备的固有模式,因此你只需稍加了解,剩下的就交给专业的医生吧。

✦ **皮秒激光和超皮秒激光应该怎么选**

皮秒激光和超皮秒激光都是通过光、热作用于黑色素细胞,将黑色素分解成小颗粒,随后通过代谢排出体外,从而实现去斑的效果。

皮秒激光只有一个波长,能量更聚焦,对黑色素的瞬间破坏力强,相当于定向扔了一个"炸弹"将黑色素炸碎。超皮秒激光有三个不同波长,能量分布更加均衡,就像地震一样将黑色素震碎成更加细小的颗粒。与皮秒激

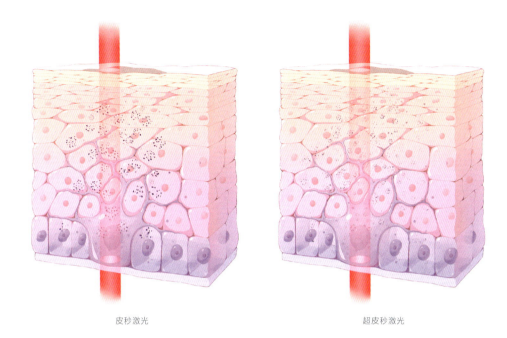

皮秒激光   超皮秒激光

皮秒激光和超皮秒激光的区别

光相比，超皮秒激光治疗过程痛感更小，术后泛红程度更轻，结痂也不太明显，舒适度更高。

◆ **激光治疗流程**　医生面诊→皮肤检测→制定个性化治疗方案→洁面，敷麻药→清洁麻药，开始治疗→术后冷敷→涂抹修复药。（注：光电类项目治疗流程和注射类项目基本相同。）

激光治疗分为剥脱性激光和非剥脱性激光。皮肤科标准的剥脱性激光是铒激光（2 940nm）和二氧化碳激光（10 600nm）。相较而言，剥脱性激光的治疗过程痛感较强，恢复的时间也较长。激光治疗时间一般在 30 分钟左右，一个疗程 3~6 次，每次间隔一个月，具体视个人皮肤情况而定，治疗效果可维持 1~2 年。

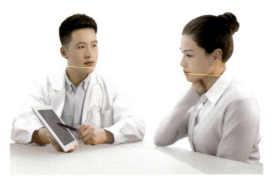

医生面诊

皮肤检测

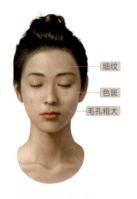

细纹
色斑
毛孔粗大

制定个性化治疗方案

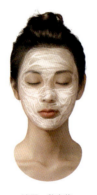

洁面，敷麻药

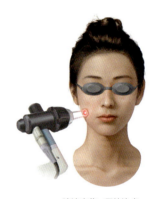

清洁麻药，开始治疗

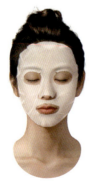

术后冷敷

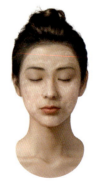

涂抹修复药

激光治疗流程

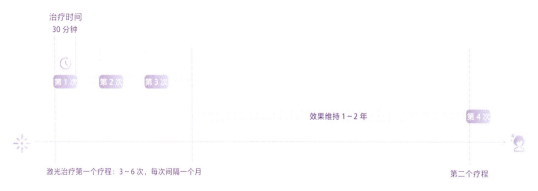

治疗时间
30 分钟

第 1 次　第 2 次　第 3 次

效果维持 1～2 年　　　　　　　第 4 次

激光治疗第一个疗程：3～6 次，每次间隔一个月　　　　　　第二个疗程

激光治疗疗程

✦ **哪些人不能进行激光治疗**

1. 治疗前一周内，做过磨皮、果酸焕肤等治疗的人。
2. 治疗前两周内有暴晒经历的人。
3. 有光敏感病史、皮肤病变、免疫系统异常，或是怀孕、正在服用特殊药物的人，需提前咨询医生意见。
4. 皮肤正在发炎、化脓或有多处伤口的人。

✦ **激光治疗术后注意事项**

1. 治疗部位有微红、微灼热感。这是正常现象，可以通过局部冰敷来减轻肿胀和疼痛。但请注意，治疗结束后不可立即用手触摸治疗部位，以防造成细菌感染。
2. 第三天后，治疗区域开始形成微小颗粒的痂皮，5～7 天会自行脱落。请注意，切勿搓擦治疗区域，一定要让痂皮自行成熟脱落，不要强行剥落；痂皮脱落前不要剧烈运动，以免出汗后引发感染。
3. 治疗后三个月内必须严格防晒，避免晒伤导致色素沉着；尽量减少食用色素含量较高的食物、饮料，以及芹菜、柠檬等感光食物。
4. 如果出现色素沉着的情况，应及时复诊，配合药物治疗可加速其消退。

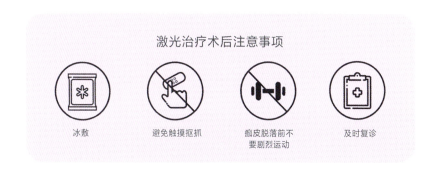

激光治疗术后注意事项

冰敷　　　避免触摸抠抓　　　痂皮脱落前不要剧烈运动　　　及时复诊

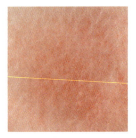

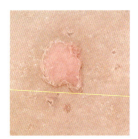

治疗部位微红　　　　　　　　　　　结痂

色素沉着　　　　　　　　　　　　　愈后

激光治疗术后情况

激光治疗禁忌人群

治疗前一周内做过刷酸治疗	治疗前两周内经历暴晒	光过敏	皮肤病变
免疫系统异常	孕期女性	正在服用特殊药物	皮肤有炎症或伤口

微针 ✦

青春痘（学名"痤疮"）是常见的皮肤问题。大多数人可能都经历过青春期长痘这件事，有的人过了青春期就好了，也有人成年后依然长痘，或是青春痘消退后留下了许多痘坑痘印。微针通过刺激胶原增生，可以有效改善痘坑痘印。

✦ 透皮给药、营养直达"根部"

我们的皮肤由表皮层、真皮层和皮下组织构成。大部分皮肤问题源于真皮层，简单的涂抹方式，渗透程度非常有限，因此效果较差。微针和水光针一样，属于中胚层疗法，以针刺破皮肤形成通道，以便药物渗进去。通过透皮给药，激活细胞，促进新陈代谢的同时，刺激胶原增生。

目前流行的微针疗法有两种：微针美塑和黄金微针。

微针美塑也就是我们通常说的滚针。滚针带有滚轴和密集的细针头，在皮肤上滚动时可以创造出非常微小的通道。皮肤在遇到刺激后会启动自然愈合能力，产生胶原蛋白和弹性蛋白。同时，通过这些通道，一些营养物质可以渗透到真皮层。

黄金微针是微针的升级版，也叫黄金射频微针，是由"微针的治疗头（特有绝缘微针杆）、射频的能量、飞梭镭射的分段式技术"设计组成。黄金微针采用微针电极阵列，通过在针尖处涂抹黄金涂层提高导电性，电流在两个配对的微针之间进行传导，不会加热表皮层。根据针对问题与治疗部位，调节微针穿透深度和射频能量，将射频能量精确作用于不同深度靶组织。微针进入皮肤深层后，以瞬间震动方式将微针插入皮肤，在 0.1 秒内快速释放射频能量，在真皮层产生细小的热损伤，同时通过透皮给药，刺激深层胶原增生，达到美白、淡斑、平肤、收细毛孔等效果，尤其对治疗凹陷受损型皮肤效果显著。[1]

✦ 微针适用范围

微针对于改善面颈部细纹、轻度黑眼圈和眼袋、面部皮肤轻度松弛、痤疮瘢痕以及毛孔粗大等都有一定的效果。

微针治疗一般是 3～6 次一个疗程，每次间隔一个月。对于重度痤疮瘢痕，必要的时候，可以进行多个疗程的治疗。

黄金微针临床治疗方案：

面部抗衰——1～1.5 个月一次，三次一个疗程。
痘坑痘印——1.5～2.5 个月一次，3～5 次一个疗程。
腋臭——1.5 个月一次，两次一个疗程。
妊娠纹——1.5 个月一次，3～5 次一个疗程。

皮肤病或系统性疾病患者、过敏体质者、瘢痕体质者、存在心理障碍或精神异常者、处于孕期或哺乳期的女性、糖尿病患者、体内有心脏起搏器或面部有金丝植入者、一个月内做过光电化学剥脱类项目者、期望值过高者等，在接受微针治疗前，一定要咨询医生意见。

✦ 普通微针和黄金微针怎么选

两者的原理都是通过透皮给药，以达到改善痘坑痘印、毛孔粗大、细纹等皮肤状况的效果。

黄金微针在解决皮肤问题的同时也有一定的抗衰功效。它可以发射出射频能量，产生热效应，从而更好地刺激胶原重组，改善肤质，紧致皮肤。

---

1 牛牧，顾敬鸿 . 黄金微针射频联合注射器瘢痕松解术治疗痤疮凹陷性瘢痕的效果 [J] . 中华医学美学美容杂志，2021, 27(4): 313-316.

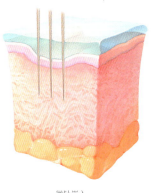

微针嵌入

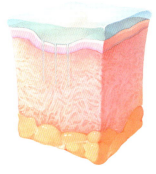

皮肤产生胶原蛋白和弹性蛋白，同时，
营养物质通过通道渗入皮下层或真皮层

微针美塑的作用原理

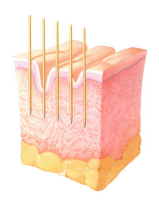

微针嵌入

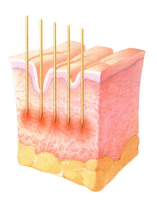

微针尖释放射频能量

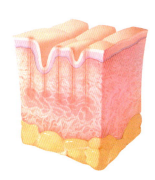

热效应使胶原蛋白凝固，
胶原纤维受损

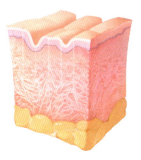

受损的胶原纤维重塑，
胶原增生

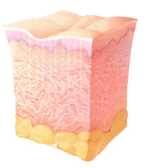

多次治疗后衰老改善

黄金微针的作用原理

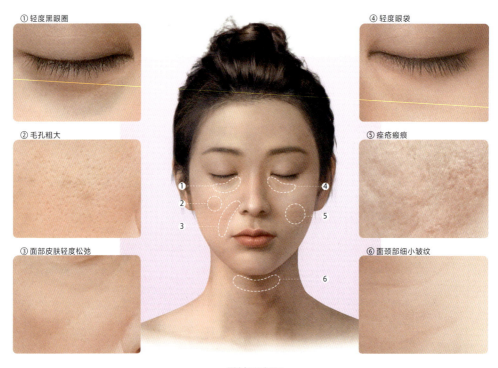

① 轻度黑眼圈

④ 轻度眼袋

② 毛孔粗大

⑤ 痤疮瘢痕

③ 面部皮肤轻度松弛

⑥ 面颈部细小皱纹

微针适应证

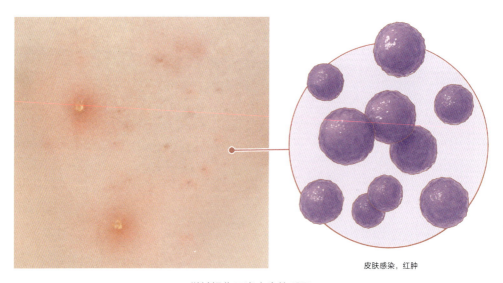

皮肤感染, 红肿

微针操作不当产生的后果

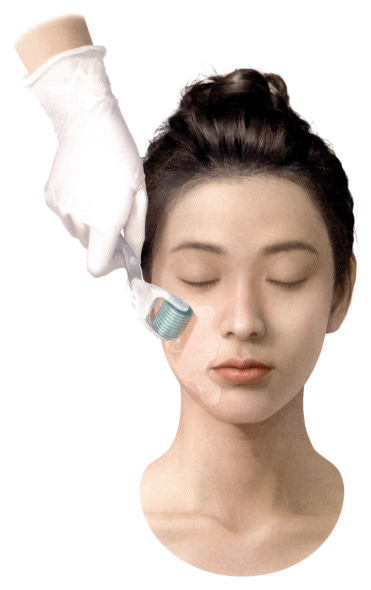

微针治疗示意图

因此，想要抗衰和改善皮肤同时进行，特别是有较严重的皮肤问题，建议选择黄金微针。日常皮肤管理可以选择普通微针，性价比较高。

能不能自己在家操做微针

网络上有很多博主分享自己在家打水光针和做微针的经历，并声称既省钱又效果惊人。不管是水光针还是微针，都属于侵入性操作项目，专业医疗机构在实施此类治疗时，会遵守严格的无菌制度，并由具备相关资质和临床经验的医师严格按照规范进行操作。个人在家操作很难做到彻底灭菌，且从网上购买的器械很可能没有达到灭菌标准。正规医疗器械的销售渠道管控十分严格，是不允许在网上售卖的。

虽然微针造成的创口非常细小，但是满脸的小针眼聚合在一起，操作或护理不当都可能引发感染。自己在家操作微针，运气好，平安无事，但无法保证下次的安全；运气不好，可能导致感染，轻则发烧，重则引发败血症等严重问题。

黄金微针治疗术后注意事项

1. 术后 8 小时内不能碰水，8 小时后可用凉白开或饮用水浇洗。不要揉搓，否则会中断新生皮肤的生长，破坏表皮层，导致皮肤屏障受损，出

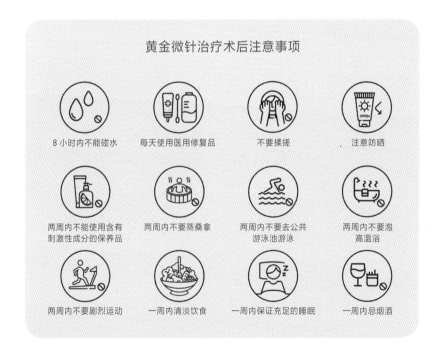

现干燥、粗糙、发痒等反应。每天使用医用修复品。

2. 术后如有结痂，切忌用手抠，要等其自然脱落。一般一到两周结痂会自然脱落，完全脱落后才能恢复日常清洁护肤。注意防晒。

3. 术后两周内不能使用含有果酸、维A酸、水杨酸、去角质、高浓度维C、酒精等刺激性、功效性成分的保养品。

4. 术后两周内不要蒸桑拿、在公共游泳池游泳、泡高温浴、高温冲洗等；不要剧烈运动，避免引起创口感染。

5. 术后一周内清淡饮食，规律作息，保证充足的睡眠，忌烟酒。

刷酸 ✦

"刷酸"是近两年流行起来的一种美容护肤方式。黑头粉刺、痤疮、毛孔粗大、皮肤暗沉等，这些不严重却又困扰无数爱美人士的皮肤问题，"刷酸"似乎都可以解决。一边是美妆博主疯狂"种草"，分享自己刷酸后的成效；另一边却是"小白"们自行刷酸后，出现脸部发红、刺痛、爆痘甚至烂脸等问题。这究竟是效果因人而异，还是大家被错误引导了？

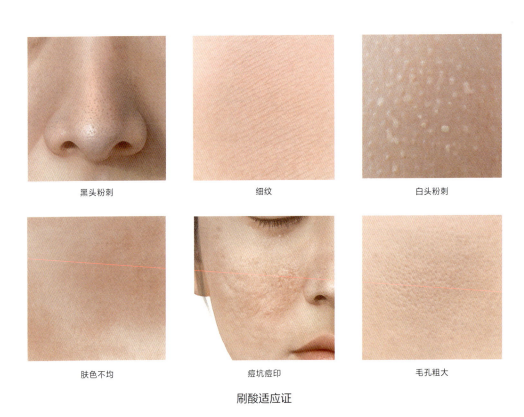

黑头粉刺

细纹

白头粉刺

肤色不均

痘坑痘印

毛孔粗大

刷酸适应证

"刷酸"到底是什么？我国国家药品监督管理局曾在官方网站中发表科普文章，"所谓的'刷酸'其实是一种化学换肤术，又称化学剥脱术，是将化学制剂涂在皮肤表面，导致皮肤可控的损伤后促进新的皮肤再生。化学制剂的种类、浓度、在皮肤上的停留时间，都可影响换肤的深度。依据化学换肤的作用深度不同，可以分为浅层换肤、中层换肤、深层换肤。换肤作用的深度越深，效果也越明显，同时不良反应发生的概率也更大。"

刷酸确实可以去除皮肤角质、溶解粉刺、加速表皮黑色素代谢、刺激胶原

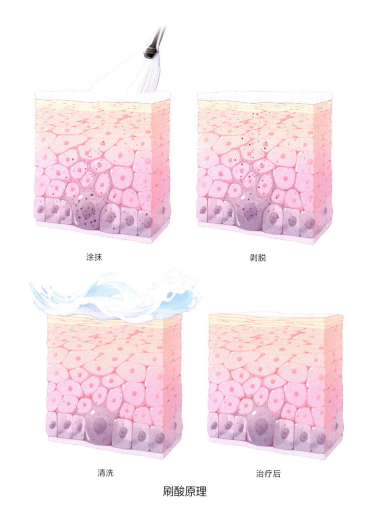

涂抹   剥脱

清洗   治疗后

刷酸原理

增生，因此对黑头粉刺、痤疮、肤色不均、毛孔粗大、皮肤细纹等有一定的改善效果。但是刷酸的作用类似剥脱激光，都是表皮剥脱重建，盲目刷酸可能造成皮肤损伤。国家药品监督管理局早在 2021 年就在官方网站发文提醒公众：“刷酸治疗”中使用的“酸”，不是化妆品。“刷酸治疗”要在有医疗资质的医院或诊所，由专业人员操作。

目前，刷酸治疗中使用的“酸”种类很多，例如果酸、水杨酸、维 A 酸、壬二酸、苦杏仁酸等。在我们日常使用的化妆品成分表中也会发现水杨酸、果酸、苦杏仁酸等，我国国家药品监督管理局对化妆品中的“酸”有严格的管理要求，化妆品中的“酸”成分含量极少，而且不是所有的“酸”都可以用在化妆品中，例如维 A 酸、三氯醋酸就不可以。

“刷酸”时，“酸”的浓度决定了治疗的效果。皮肤科使用的酸一般浓度较高，以常见的“刷酸去痘”为例：果酸常用的浓度为 20%、35%、50% 和 70%，水杨酸常用的浓度为 20%～30%。在进行“刷酸”治疗时，选择什么样的酸，确定何种浓度，必须由医疗机构的专业人员根据实际情况制定个性化方案，治疗过程中还要仔细观察和判断皮肤的反应，在必要时给予干预或适时中止。

◆ 常见的三
种酸：维 A
酸、果酸、
水杨酸有
什么区别

维 A 酸也被称为视黄酸或全反式维 A 酸，主要药理作用包括抗皮肤老化、减少表皮黑色素、抑制皮脂产生和调节免疫功能，临床主要用于银屑病、角化性疾病、痤疮、日光性皮肤病的治疗和美容治疗等。维 A 酸类药物的发现，被视为皮肤病治疗学和美容药物学发展的一个新的里程碑。目前国内不允许维 A 酸用于化妆品，化妆品中使用的是维 A 酸的衍生物，比如 A 醇。

果酸是一系列有机酸的统称，常见的果酸有乙醇酸、苹果酸、酒石酸、柠檬酸、乳酸、苦杏仁酸等。果酸偏水溶性、分子较小，能够进入皮肤底层，比较适合用于解决紫外线伤害导致的表皮深层或浅真皮层老化的问题。

水杨酸是从柳树皮中提取的，因此也被称为柳酸。水杨酸偏脂溶性，与角质层亲和力好，作用层次较浅。一般来说，水杨酸被用于解决黑头粉刺和青春痘这种比较浅层的问题。

不管是哪种酸，过度的刷酸轻则导致皮肤敏感，出现红血丝、色素沉着，重则造成皮肤灼伤、糜烂、渗出、色素异常、反应性痤疮、粟丘疹、毛细血管扩张、接触性荨麻疹、瘢痕等。因此，想要进行刷酸治疗，需要到专业的医院或有医疗资质的医美机构，找专业的皮肤科医生，切勿盲目刷酸。

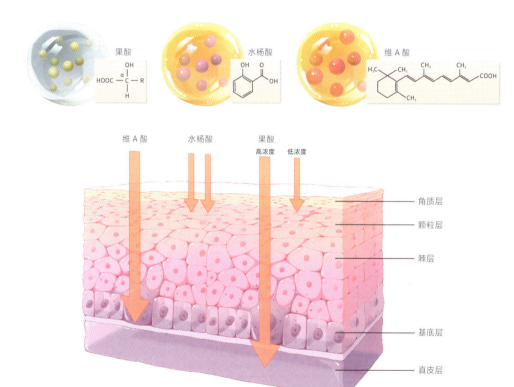

果酸、水杨酸、维A酸的区别和作用层次

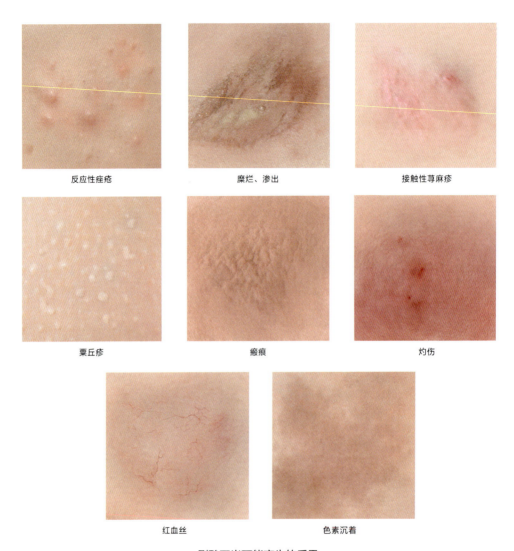

反应性痤疮

糜烂、渗出

接触性荨麻疹

粟丘疹

瘢痕

灼伤

红血丝

色素沉着

刷酸不当可能产生的后果

微整注射：
最容易被接受的
抗衰一线手段

"最是人间留不住，朱颜辞镜花辞树。"衰老，曾是令无数人忧惧却又无可奈何的自然规律。说到永葆青春，人们可能会想到埃及艳后或是慈禧太后近乎疯魔的保养方式。那你可曾听过"禹选粉"的故事？相传大禹50岁后，眼角、额头相继出现皱纹，他希望长生不老，便广招良策。当时有人建议用蜡脂涂在脸上来将皱纹展平，大禹试后果然有效，但蜡接触皮肤后变硬，令人难忍。经过多次试验，有人建议将小麦磨成粉，再和成团敷面，最终此法获得成功。

无论时代如何变迁，人类对于抗衰的探索从未停歇。

◆ 我们的皮肤是如何衰老的

我在门诊中经常会遇到一些人，说感觉自己的脸突然"垮"了，一下子老了十几岁。皮肤衰老是自然规律，一般来说，20岁左右，皮肤可能呈现出最佳状态，25岁以后，开始走下坡路，到了35岁左右，衰老的表征会越来越明显。

衰老并非突然降临，而是日积月累的过程，只是你平时没有特别关注。等到皮肤衰老到一定程度，变化非常明显时，才会觉得自己老了很多，仿佛一夜之间变老了似的。

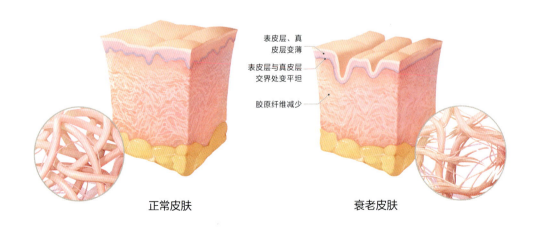

表皮层、真
皮层变薄

表皮层与真皮层
交界处变平坦

胶原纤维减少

正常皮肤　　　　　　衰老皮肤

人的面部结构从上至下分别为表皮层、真皮层、皮下脂肪、SMAS 筋膜层、肌肉层、骨膜层。SMAS 筋膜层位于皮下内部深约 4.5mm 处，就是直接将骨肉相连的那层筋膜。

皮肤衰老是全层次的。

浅层皮肤衰老，会出现皮肤暗沉、毛孔变大、长斑、长皱纹等问题。相对深一点的真皮层，随着年龄增长，胶原蛋白逐渐流失，皮肤会慢慢变薄失去弹性。白种人年轻时皮肤白皙，但是 30 岁之后老得特别快，正是因为相比黄种人和黑种人，白种人皮肤的真皮层是最薄的。

再深一层的 SMAS 筋膜层是抗衰包括除皱手术中最重要的一个结构，它就好比一个网兜，将软组织兜住起到支撑作用。皮肤衰老后，SMAS 筋膜层逐渐松弛，表现为皮肤松弛下垂。更深层次的脂肪室就像一个个小房间，支撑着浅表层的组织。随着皮肤衰老，小房间内的脂肪会慢慢萎缩凹陷，但覆盖在脂肪室上层的脂肪垫并不会萎缩，这就好比支撑帐篷的骨架塌了，浅层组织就会向下移位，表现出松弛下垂的状态。

衰老是一个复杂的过程，并不是从浅到深或者从深到浅逐一出现，也不仅仅是皮肤暗沉松弛、胶原蛋白流失、脂肪和肌肉萎缩或骨骼老化，这些是相互交错、相互影响的。不同人衰老的进程也不一样。因此，抗衰从来不是一蹴而就、一劳永逸的事情。

随着现代医学技术不断创新，普通人面对衰老不再束手无策。各种医美抗衰手段层出不穷，医疗美容逐渐成为人们抵御衰老的重要方式。

◆ 医美市场的
半壁江山：
"午餐美容"

飞快的工作和生活节奏，碎片化的信息接收，让我们越来越习惯凡事都要"快"，耐心逐渐缺失，等待的能力似乎也在退化。在医美领域，也有不少求美者开始追求"午餐美容"，选择项目就像吃快餐，付了钱就希望马上

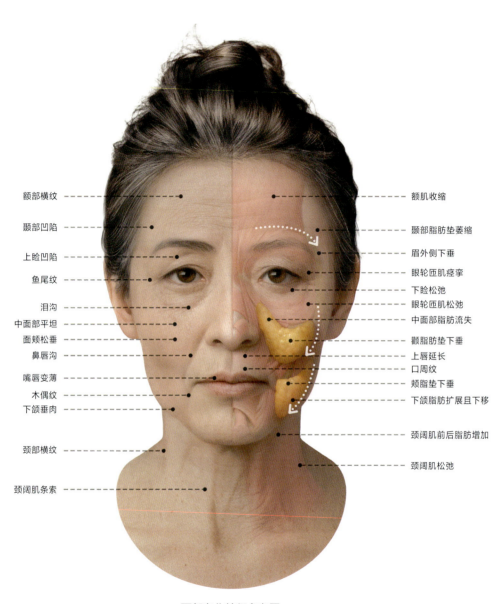

额部横纹 ------------------ 额肌收缩

颞部凹陷 ------------------ 颞部脂肪垫萎缩

上睑凹陷 ------------------ 眉外侧下垂

鱼尾纹 ------------------ 眼轮匝肌痉挛

下睑松弛

泪沟 ------------------ 眼轮匝肌松弛

中面部平坦 ------------------ 中面部脂肪流失

面颊松垂 ------------------ 颧脂肪垫下垂

鼻唇沟 ------------------ 上唇延长

嘴唇变薄 ------------------ 口周纹

木偶纹 ------------------ 颊脂垫下垂

下颌垂肉 ------------------ 下颌脂肪扩展且下移

颈部横纹 ------------------ 颈阔肌前后脂肪增加

------------------ 颈阔肌松弛

颈阔肌条索 ------------------

面部老化特征参考图

看到效果。相比科学与安全，他们更关注性价比。

与传统整形手术相比，微整注射、光子嫩肤，因其操作简便快捷，即做即走，微创甚至无创，基本没有恢复期，受到越来越多求美者的青睐。

市场上注射抗衰的人工合成针剂五花八门，经过国家审批，临床使用较多的有肉毒毒素、玻尿酸、胶原蛋白、童颜针、少女针和嗨体。每一种针剂成分不同，注射的部位和层次不同，功效也不同。

肉毒毒素
——"熨平"岁月痕迹

面部一旦出现很多细纹、皱纹，整个人就会显老。肉毒毒素除皱可以说是抗衰类医美项目中，花费较少但收效较多的项目。

肉毒毒素对于去除轻度的川字纹、抬头纹、鱼尾纹、鼻背纹、眼周细纹等，有良好的效果。

肉毒毒素全称肉毒杆菌毒素，是一种可以放松肌肉的化学物质。目前，肉毒毒素在医美领域主要用于除皱、瘦脸、瘦腿等，其作用原理是通过阻断神经与肌肉之间的乙酰胆碱信号传递，让支配区的肌肉麻痹、松弛，甚至产生体积缩小的效应，从而发挥除皱与瘦脸的功效。

你知道吗？肉毒毒素并非一开始就被用来除皱。1979 年，医学界第一次将其作为一种肌肉松弛剂应用于临床治疗斜视。此后，医学界一直将肉毒毒素用于治疗面部痉挛和其他肌肉运动紊乱症。直到 1986 年，加拿大一位眼科教授发现肉毒毒素在消除皱纹方面具有更加显著的功效。很快，注射肉毒毒素成为风靡全球的医美项目。

我们面部的皱纹可以分为动态性皱纹和静态性皱纹。

动态性皱纹是指平时做表情时会出现，不做表情时就没有的皱纹。静态性皱纹也称真性皱纹，特征是即使不做表情依然会出现在脸上，看起来像一条条小沟壑。动态性皱纹如果不及时干预，久而久之就会形成静态性皱纹。例如早期的鱼尾纹、眉间纹、抬头纹，做表情时会出现，不做表情时就没有，而时间久了，即使不做表情，皱纹依然十分明显，那就说明已经形成静态性皱纹。

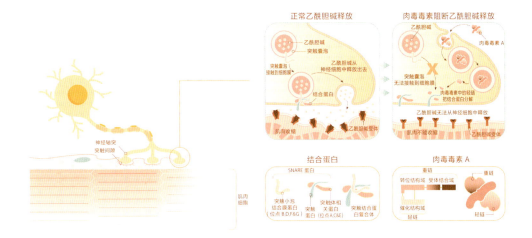

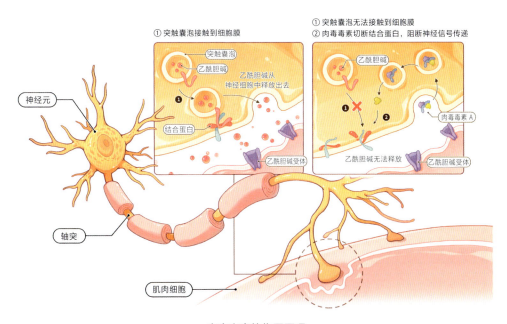

肉毒毒素的作用原理

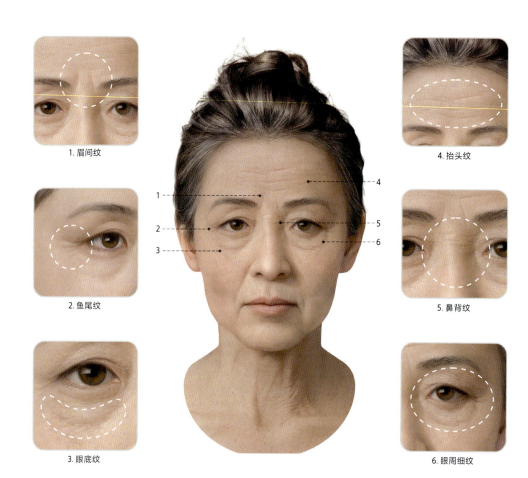

1. 眉间纹
2. 鱼尾纹
3. 眼底纹
4. 抬头纹
5. 鼻背纹
6. 眼周细纹

肉毒毒素除皱适用部位

肉毒毒素除皱并非万能，对于动态性皱纹效果确切，每半年左右注射一次，就可以明显改善。但是，对于已经形成死褶的静态性皱纹，单独注射肉毒毒素只能将其稍微淡化，无法使其消失。针对这种情况，就需要在注射肉毒毒素的同时配合填充，一方面阻断肌肉运动，另一方面把凹陷的地方填充起来。

对于动态性皱纹，我一直在强调：预防大于治疗！在形成静态性皱纹之前就进行干预，比形成静态性皱纹之后再除皱要好得多。

目前我国批准使用的肉毒毒素有四种可供选择：国产衡力、美国保妥适、法国吉适、韩国乐提葆。经常会有人问：用哪种比较好？

实际上，不同肉毒毒素的主要区别在于弥散度不同。所谓弥散度，就是以肉毒毒素注射点为中心的扩散范围。但弥散度大小并不是判断肉毒毒素优劣的标准。不同的弥散度适用范围不同：对于精细部位注射，例如眼周，弥散度小的肉毒毒素更合适；对于大肌群，例如肩、腿，弥散度大会更均匀。

无论注射哪种肉毒毒素，医生的技术都很重要。医生需要清晰地掌握肉毒毒素的弥散度，并精准把控注射的剂量和点位。人的面部有非常多又细又薄的肌肉，如果医生对面部肌肉解剖结构认知不足，注射点位和剂量把控不当，就可能导致受术者面部肌肉失衡、僵硬，面部表情怪异。

肉毒毒素除皱方便快捷，一般治疗时间在 15 ~ 20 分钟，注射结束后观察半小时，无异常情况即可离开。通常注射以后一周左右开始起效，1 ~ 3 个月效果达到最佳。肉毒毒素除皱的效果可以维持 4 ~ 6 个月，随着新的神经末梢突触伸出，新的"信号传递"开始，肌肉又恢复活力，皱纹再次出现。因此，肉毒毒素除皱并不是一次注射终生有效。

肉毒毒素产品厂家推荐半年注射一次，可以长期注射。由于每个人肌肤状况不同，注射次数也有区别。如果表情肌比较发达，皱纹比较明显，效果维持的时间就会比较短。要保持效果，可能要增加注射的次数。如果皱纹比较浅，注射次数就可以相对减少。

无论是在线下门诊还是在线上平台，经常会遇到有人问：自己长期注射同一种肉毒毒素，药量相同，以前可以维持 6 个月，现在三四个月都不到就没有效果了怎么办？

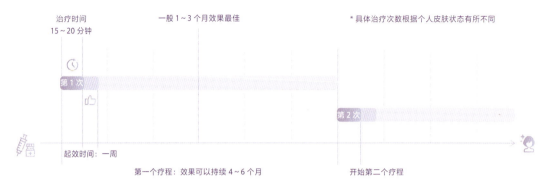

治疗时间
15～20 分钟

一般 1～3 个月效果最佳

* 具体治疗次数根据个人皮肤状态有所不同

第 1 次

第 2 次

起效时间：一周

第一个疗程：效果可以持续 4～6 个月

开始第二个疗程

肉毒毒素治疗疗程

长期注射同一种肉毒毒素是有可能出现耐药情况，导致效果维持时间缩短。一旦出现耐药性，有以下解决方案：一是换品牌，进口品牌使用多了换国产品牌，国产品牌使用多了换进口品牌；二是降低频率，如果出现短期内效果不佳的情况，不要着急再次注射，以避免因频繁注射而加剧耐药性，不妨等五六个月再进行下一次注射。

✦ 哪些人不能注射肉毒毒素

1. 有心、肝、肾等内脏疾病或重病、全身免疫系统疾病的人不能注射肉毒毒素。
2. 肌无力者和上睑下垂者不能注射肉毒毒素。肉毒毒素的作用原理就是通过放松肌肉来改善皱纹，这类人注射后症状会加重。
3. 对肉毒毒素及配方中任一成分过敏者或严重过敏体质者不能注射肉毒毒素。
4. 月经期、哺乳期、孕期女性，尽量不要做医美。
5. 局部有炎症或一周内服用过阿司匹林、氨基糖苷类抗生素药的人短期内不建议注射肉毒毒素。

✦ 肉毒毒素注射术后注意事项

1. 注射后一周内禁止使用阿司匹林、氨基糖苷类抗生素药，如庆大霉素、卡那霉素。
2. 注射后 4～6 小时内针眼不能沾水，保持干燥清洁，避免针眼部位感染。

24 小时内不要化妆，不要剧烈运动。

3. 一周内不要用力揉搓，揉搓会导致药物扩散至其他部位，一方面造成治疗部位剂量减少而达不到效果，另一方面还会造成脸僵、眼皮下垂等。

4. 一周内避免接触高温环境，避免蒸桑拿、泡温泉、做高温瑜伽等活动。两周内不要用射频美容仪，不要做热玛吉、热拉提、Fotona4D 等射频类医美项目。注射后两周内，肉毒毒素还没有与肌肉神经接头结合稳定，这时用射频仪局部加温或接触高温环境，会加速肉毒毒素扩散，从而影响治疗效果，甚至导致面部僵硬。

5. 注射后 7~10 天，饮食上要注意忌食辛辣刺激性食物及海鲜，这容易引起皮肤过敏反应。忌烟酒。

肉毒毒素注射术后注意事项

4~6 小时针眼不能沾水	一周内禁用抗生素	24 小时内不要化妆	24 小时内不要剧烈运动	一周内不要用力揉搓
一周内避免接触高温环境	两周内不要做射频类医美项目	7~10 天不要吃辛辣刺激性食物	7~10 天不要吃海鲜	忌烟酒

玻尿酸
——"上帝的黏土"

仔细查看你的护肤品成分表，特别是那些宣称具有良好保湿效果的产品，往往都能发现"透明质酸"，也就是我们通常说的玻尿酸。

透明质酸是细胞外基质的主要成分之一，在人体皮肤中负责储存水分、增加皮肤容积，从而保持皮肤的饱满、丰盈和弹性。但人体内的透明质酸会随着年龄增长而消失，导致皮肤失去储水的能力，进而形成皱纹。

早在 1937 年，美国哥伦比亚大学眼科教授卡尔·迈耶就在牛眼玻璃体中分离提取出了透明质酸。2003 年，美国 FDA 批准了注射型透明质酸用于皮肤除皱（比如抬头纹）。此后，透明质酸，即玻尿酸，逐渐成为世界上最流行的填充剂。

通过注射玻尿酸，可以抚平皱纹、改善面部静态纹，如法令纹、印第安纹、木偶纹等，还可以调整面部轮廓或五官，例如丰太阳穴、丰额头、增高山根、鼻形精雕、丰面颊、丰苹果肌、丰唇、美化唇形、美化下颌曲线、美化下巴等。

人工合成的玻尿酸通常通过技术手段将游离的分子交联起来，以胶状形态存在。交联程度不同，支撑力度和锁水、保湿效果也就不同。

通常我们会根据分子大小，将玻尿酸分为大分子量玻尿酸、中分子量玻尿酸、小分子量玻尿酸。分子大小决定了它的弹性、硬度、黏性。

小分子量玻尿酸呈液态，代谢快，易被吸收，持久性不佳，不过能让皮肤恢复水润状态。水光针中的玻尿酸就属于小分子量玻尿酸。

大分子量玻尿酸硬度强，人体吸收慢，持久性佳，主要用于额头、鼻子、下巴等部位的填充塑形。

中分子量玻尿酸呈凝胶状，吸收性优于大分子量玻尿酸，主要用于填充面部凹陷区域，如法令纹、苹果肌等。

不同注射部位，注射深度不同，应选择相应类型的玻尿酸，才能达到理想的美容效果。

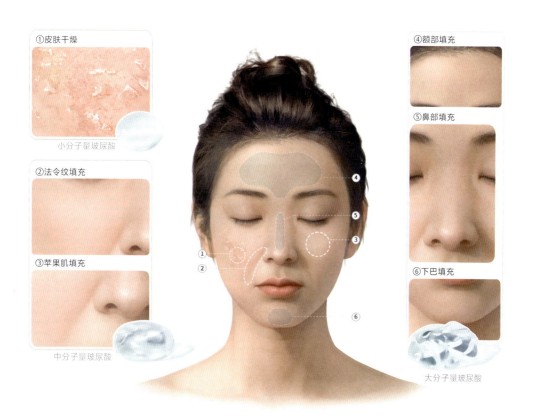

①皮肤干燥

小分子量玻尿酸

②法令纹填充

③苹果肌填充

中分子量玻尿酸

④额部填充

⑤鼻部填充

⑥下巴填充

大分子量玻尿酸

不同分子量玻尿酸的用途

玻尿酸可被人体分解、吸收，同时又是人体自身组织成分之一，作为注射填充材料，生物相容性高，安全可靠，效果也是立竿见影。玻尿酸注射填充也属于"午餐美容"项目，操作简便，一般治疗时间在 20～30 分钟，创口小，基本无恢复期，即做即走，不影响正常工作和生活。

✦ 面部填充
要谨慎

玻尿酸虽被誉为"上帝的黏土"，注射安全可靠、方便快捷，却并不意味着任何人、任何部位都能注射，更不是随随便便就可以做。

根据我国《医疗器械分类目录》相关规定，用于填充增加组织容积的玻尿酸产品属于第三类医疗器械，也就是最高风险的医疗器械。被临床验证的安全性是建立在精准把握注射部位和注射深度、使用正规产品、无菌操作等基础上的。近年来，由于注射假劣产品或注射手法不当，导致被注射人皮肤坏死、毁容，甚至失明的惨剧屡屡发生。因此在注射玻尿酸时必须选择已经通过国家审批的产品，找正规的医疗机构和专业的医生进行注射。

目前常见的品牌有美国的乔雅登、韩国的伊婉和艾莉薇、瑞典的瑞蓝，以及国产的润百颜等。想知道一款玻尿酸是否通过国家审批，最可靠的方式就是在国家药品监督管理局官方网站查询。

虽然玻尿酸填充优点很多，但也不是"哪里不好填哪里"。对于需要较多剂量填充的部位，例如太阳穴、额头、面颊等大面积凹陷区域，我个人并不建议做玻尿酸填充。从性价比来看，玻尿酸是可吸收的，即使是交联性较佳的玻尿酸，注射后效果也只能维持一年多（单支剂量在 0.8～1ml），而且越是品质好的玻尿酸，价格越贵。从术后效果来看，大面积填充玻尿酸会造成面部发泡，不够自然。此外，玻尿酸填充泪沟极易出现"丁达尔现象"。

丁达尔现象是指光在密度不均匀的介质中传播时，会偏离原来的方向向四面八方发散。例如，清晨的阳光穿过丛林时会产生很多光束，这就是自然界中的丁达尔现象。在泪沟注射玻尿酸后产生丁达尔现象，是因为眼轮匝

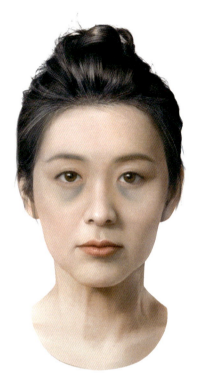

玻尿酸注射不当造成的"丁达尔现象"

肌反复挤压注射的玻尿酸,将部分注射在深层的玻尿酸逐渐推至浅层,玻尿酸吸水后体积膨胀,支撑皮肤,出现假性眼袋,当有光线照射时就出现了丁达尔现象。

因此,玻尿酸填充更适合改善面部轻微凹陷和不足。

◆ 任何人都能注射玻尿酸吗

虽然玻尿酸是人体内天然存在的物质,而且注射玻尿酸也属于轻医美,不需要开刀,但并非每个人都能注射。比如,孕妇、哺乳期妇女、有多发性严重过敏病史者、凝血机制异常者,以及注射部位有活动性皮肤病、炎症、感染等情况的人,均不宜注射。

◆ 玻尿酸注射术后注意事项

1. 注射后 12 小时内针眼处不能碰水，保持干燥清洁。24 小时内不要使用化妆品，避免感染。24 小时后可以正常洗脸、化妆，但注意动作要轻柔。

2. 注射后一周内不要用力按摩、挤压注射部位，避免大哭、大笑，避免面部肌肉频繁运动。两周内不要剧烈运动，以确保注射部位填充物均匀分布。

3. 注射后一周内尽量避免吃阿司匹林或其他活血化瘀药物，以免促进血液循环，引起注射部位红肿疼痛。

4. 注射后一周内避开高温环境，不要蒸桑拿，不能长时间暴晒。高温环境会加速玻尿酸代谢。

5. 鼻部注射后不要戴框架眼镜，防止注射部位受压变形。唇部注射后三天内不要吃太热的食物，不要喝太热的饮料。

6. 术后 7~10 天避免烟、酒、海鲜及辛辣刺激性食物。

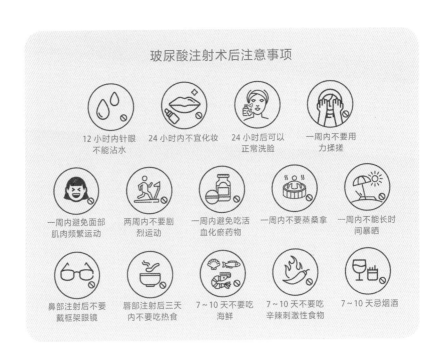

胶原蛋白
——皮肤"软黄金"

胶原蛋白也是目前使用较多的填充材料。实际上，胶原蛋白的发现与应用比玻尿酸要早 20 年。但由于其价格较高，跟玻尿酸相比，一直属于小众产品。

胶原蛋白是人体中一种非常重要的蛋白质，遍布于全身，在细胞间扮演结合组织的角色，简单说就像人体黏合剂。皮肤中的胶原蛋白可以滋润皮肤，使皮肤保持弹性，随着年龄的增长以及光老化等因素的影响，皮肤中的胶原蛋白逐渐流失，导致皮肤松弛、下垂、皱纹异常增多。

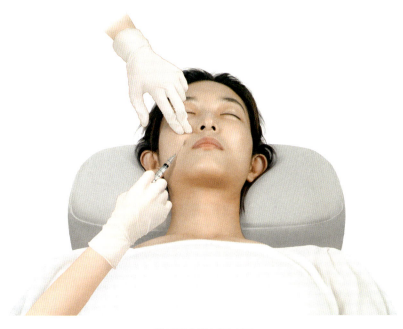

胶原蛋白注射示意图

一般来说，女性到了 25 岁胶原蛋白开始流失，30 岁后流失速度加快，35 岁进入流失高峰期。很多人第一次切实感受到胶原蛋白的流失，是在眼周部位：眼周出现细纹、泪沟、眼袋，黑眼圈愈发明显等。激光、射频、超声等医美设备都有刺激胶原增生的功效，从而让皮肤恢复弹性，抚平细纹。

胶原蛋白作为填充剂使用已有 40 多年。艾尔建旗下全球首个牛胶原蛋白软组织填充剂 Zyderm I 经过 6 年论证后，于 1981 年获得美国 FDA 批准。现在用于填充的胶原蛋白主要是从猪皮胶原中提取合成，也有部分是从牛皮胶原中提取合成，可以用于填充泪沟、黑眼圈、法令纹等，方便快捷，即刻效果显著，基本没有恢复期。相较于玻尿酸，胶原蛋白呈乳白色，质地柔软，融合度较高，注射填充后不易出现假面感或透光的现象。胶原蛋白可被人体吸收代谢，由于其交联度较低，注射效果维持时间大概只在 3~6 个月。另外，由于制备工艺复杂，胶原蛋白产品价格也较高。

虽然各品牌均使用各种专利技术去除致敏原，尽可能降低过敏风险，但是人工胶原蛋白毕竟是一种异种蛋白，求美者必须选择正规的产品和正规的医疗机构，注射前必须做过敏测试。

目前，国内通过国家药品监督管理局审批上市的胶原蛋白"填充类"产品有：双美旗下的"肤柔美"、"肤丽美"和"肤力原"，汉福旗下的"爱贝芙"（该品为含聚甲基丙烯酸甲酯微球体的胶原蛋白悬浮液），博泰医药旗下的"弗缦"（原名"肤美达"），以及锦波生物旗下的"薇旖美"。相关信息都可以在国家药品监督管理局官方网站查询。

另外，高敏体质和动物蛋白过敏者不建议注射。

童颜针 & 少女针

童颜针和少女针都是 2021 年我国国家药品监督管理局批准使用的新型针剂。两者与玻尿酸和胶原蛋白填充最大的不同在于，除了物理填充，它们会以渐进的方式刺激体内的胶原增生，弥补胶原蛋白的流失，从而达到填充皱纹、抚平细纹、改善肌肤老化的功效。

童颜针的主要成分是 PLLA（左旋聚乳酸），通过刺激成纤维细胞，以自然、渐进的方式产生新的胶原纤维，形成的囊状胶体撑起皮肤上皱纹，并与四周的皮肤组织整合在一起，最终完成面部基础结构的重建。因此，童颜针的效果维持时间较长。

少女针学名为"注射用聚己内酯微球面部填充剂"，也被很多人称为"童颜针二代"。少女针的主要成分是 CMC（羟甲基纤维素）凝胶和 PCL（聚己内酯）微球，分别起到填充支撑和刺激胶原增生的作用。CMC 是一种可吸收的凝胶载体，具有较好的黏性和支持性，注射后即刻效果显著。PCL 是一种生物相容性和生物可降解聚合物，主要功效是刺激成纤维细胞，诱发自体胶原增生。这两种成分的作用时间也有所不同。以法令纹填充为例，刚注射进去的时候，70% 的凝胶可立即发挥体积支撑作用，使法令纹明显变浅。但是，凝胶会被逐渐分解吸收，如果只有凝胶，其被分解吸收后，会失去原本的支撑作用，法令纹又会再次变深，而 PCL 微球能持续刺激局部胶原增生，从而延长注射效果的维持时间。

童颜针和少女针有一些重叠的使用场景，例如面部除皱和凹陷填充。区别在于，童颜针主要用于浅层填充，而少女针更适合深层次的填充，特别是需要骨性支撑的部位，例如 T 字区、苹果肌、下巴等。少女针不能注射在眼睑、唇部、眉间等脂肪少、皮肤较薄的位置。

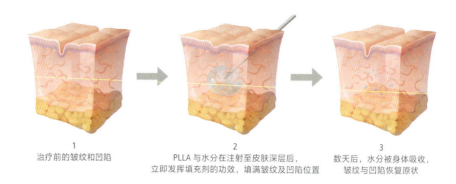

1
治疗前的皱纹和凹陷

2
PLLA 与水分在注射至皮肤深层后，
立即发挥填充剂的功效，填满皱纹及凹陷位置

3
数天后，水分被身体吸收，
皱纹与凹陷恢复原状

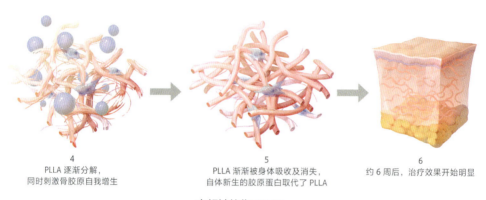

4
PLLA 逐渐分解，
同时刺激骨胶原自我增生

5
PLLA 渐渐被身体吸收及消失，
自体新生的胶原蛋白取代了 PLLA

6
约 6 周后，治疗效果开始明显

童颜针的作用原理

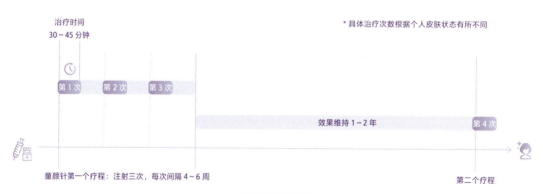

治疗时间
30～45 分钟

* 具体治疗次数根据个人皮肤状态有所不同

第 1 次　第 2 次　第 3 次

效果维持 1～2 年　第 4 次

童颜针第一个疗程：注射三次，每次间隔 4～6 周

第二个疗程

童颜针治疗疗程

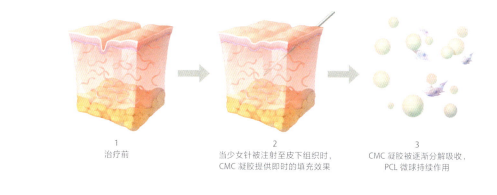

1
治疗前

2
当少女针被注射至皮下组织时，
CMC 凝胶提供即时的填充效果

3
CMC 凝胶被逐渐分解吸收，
PCL 微球持续作用

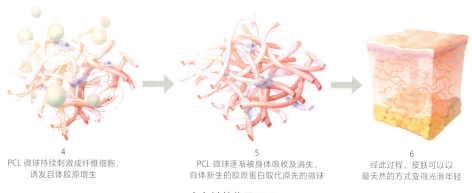

4
PCL 微球持续刺激成纤维细胞，
诱发自体胶原增生

5
PCL 微球逐渐被身体吸收及消失，
自体新生的胶原蛋白取代原先的微球

6
经此过程，皮肤可以以
最天然的方式变得光滑年轻

少女针的作用原理

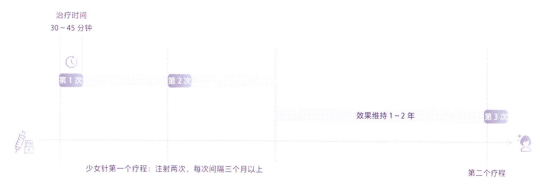

治疗时间
30 ~ 45 分钟

第 1 次

第 2 次

效果维持 1 ~ 2 年

第 3 次

少女针第一个疗程：注射两次，每次间隔三个月以上

第二个疗程

少女针治疗疗程

这两种针剂的单次注射治疗时间均在 30～45 分钟，几乎无恢复期，即做即走，不影响日常生活。效果维持时间可达到 1～2 年，但依个人的体质及代谢状况不同，实际的疗程、效果及维持时间还是会有所不同。

按照药品说明书，童颜针注射后 2~4 周，评估是否需要进行下一次注射，一个疗程注射次数不超过三次；少女针一个疗程注射两次，建议每次间隔三个月以上。

两者术后注意事项与其他注射填充针剂基本无异，注射后 12 小时内针眼处不要碰水，24 小时内不要使用化妆品，一周内尽量避免服用阿司匹林或其他有活血化瘀功效的药物，避免接触高温环境，严格防晒。

与其他针剂不同的是，其他针剂注射完成后禁止按摩，童颜针则必须持续按摩 5 天，一天按摩 5 次，每次进行 5 分钟，促使注射物均匀分布。

嗨体
—— "功夫熊猫"

嗨体（Hearty）是通过我国国家药品监督管理局审批的国产注射用透明质酸钠复合溶液，其核心成分为非交联透明质酸、维生素、多种氨基酸、L-肌肽等。嗨体分为嗨体 1.0、嗨体 1.5 和嗨体 2.5，对应着嗨体的三种不同规格：1ml、1.5ml 和 2.5ml。嗨体三种规格的主要区别在于浓度和分子大小不同。

嗨体 1.0 也就是嗨体熊猫针，浓度最高，最为黏稠，支撑性强，主要针对眼周问题。嗨体熊猫针人送外号"功夫熊猫"，解决眼周问题效果显著。人体眼周皮肤特别薄，玻尿酸填充少了没效果，多了会发青、透光。而嗨体熊猫针采用"填充+养肤"的原理，能同时解决因色素沉着、凹陷阴影或血液循环不良造成的黑眼圈、泪沟及泪沟引发的眼袋、眼部细纹这三大眼周问题，还可以滋养眼周肌肤，改善干燥、松弛和暗沉。嗨体熊猫针的小分子柔软结构避免了注射后出现结节和"丁达尔现象"，加之注射时间短、见效快、几乎没有恢复期，不影响正常生活、工作。一般注射一次效果可以维持 3~6 个月。

嗨体 1.5 的浓度中等，其中的玻尿酸分子较大，具有一定的支撑性。临床主要用于轻中度颈纹的填充。嗨体去颈纹并非一次完成，而是属于疗程式治疗，具体取决于每个人颈纹的深浅程度、面积以及个人体质。临床认为，嗨体填充颈纹，至少需要 5~6 次甚至 7~8 次才能达到理想的效果。

嗨体 2.5 主要是小分子量玻尿酸，比较稀，类似水光针，主要是为皮肤真皮层增加营养。可以用于改善肤色，增加皮肤含水量和弹性，淡化细纹，让肤质细腻。

在实际应用中，这三种规格通常会根据个人具体情况联合使用，从而达到 1+1 ＞ 2 的效果。例如使用嗨体 1.0 和嗨体 2.5 改善眼周问题，使用嗨体 1.5 和嗨体 2.5 改善颈纹。

嗨体注射术后注意事项与玻尿酸注射基本相同：注射后保持面部放松，勿做过多的面部表情；三周之内不要用力按压，避免挤压移位；注射后 6 小时内注射区域不要碰水，避免针口感染；注射后 1～2 天不要剧烈运动，保持药剂在原位，同时避免出汗导致针眼感染；注射后至少两周内，避免接触高热环境；注射后三天内忌辛辣刺激性食物、海鲜、烟酒。

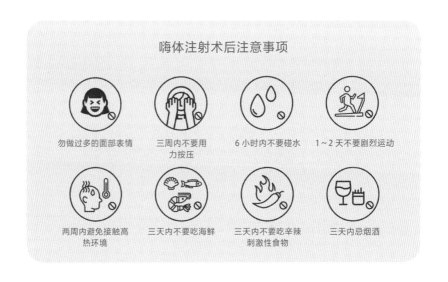

✦ 注意　　再次强调，医美医美，先医后美。不管是肉毒毒素还是其他人工材料的注射填充，所提到的"简便快捷"都是针对治疗流程而言，并不是指任何地方、任何人都可以进行操作。面部的神经和血管密布，如果没有专业的知识或是稍不留意，就会触及神经和血管，轻则造成红肿瘀斑，重则可能导致面部偏瘫或血栓。我国国家药品监督管理局将注射填充材料归为第三类

即最高风险医疗器械类目，足以说明其风险。因此，一定要在正规的医疗机构，找专业的医生面诊，制定适合自己的注射方案，严格按照操作流程注射，这样才能事半功倍。

✦ **注射类医美项目流程**　医生面诊，制定个性化治疗方案→皮试（胶原蛋白注射或过敏体质需进行此项）→洁面，敷麻药→清洁麻药，开始注射治疗→术后留观 30 分钟。

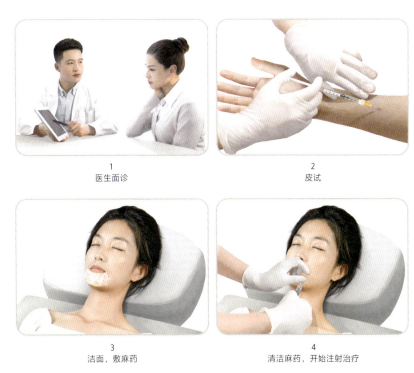

1
医生面诊

2
皮试

3
洁面，敷麻药

4
清洁麻药，开始注射治疗

注射类医美项目流程

光电美容：
不打针不开刀就能变美

比起面部细纹，皮肤松弛恐怕会让爱美的你更"抓狂"。

年轻的皮肤紧致且富有弹性，受年龄增长、紫外线辐射、压力、熬夜等因素的影响，皮肤会日渐衰老。很多人发现，随着年龄的增长，自己笑起来时法令纹变深了，苹果肌在慢慢往下游移，脸形似乎也从 V 形慢慢变成 U 形，下颌缘变得不清晰，面部肉感明显。

想要改善皮肤松弛，光电类项目是不错的选择。光电类项目主要包括射频和超声两大类仪器。

射频是介于调幅、调频无线电波之间的高频交流变化电磁波，其能量以电或磁（波）的形式在空间存在并传播。射频电磁波作用于真皮层甚至皮下组织，定位组织进行加热，刺激胶原纤维即刻收缩——这个原理类似烤肉，生鲜肉经过烧烤就会缩小。只不过射频设备会将温度和能量控制在一定范围内，再配合冷却降温技术，使其达到治疗目的且不烫伤皮肤。皮肤受到刺激后会产生创伤后修复反应，刺激胶原增生。简言之，射频就是通过刺激胶原纤维收缩和胶原蛋白增生达到紧致肌肤、淡化皱纹的效果。

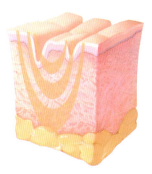

射频治疗

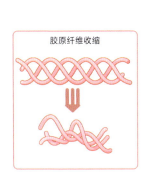

胶原纤维收缩

电波热效应

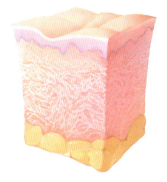

治疗后，胶原增生，皱纹淡化

射频设备工作原理

目前市场上常见的射频设备有：热玛吉（四代、五代）、热拉提（热拉提 Plus、黄金热拉提）、Fotona4D、既塑 3D、深蓝射频、钻石超塑、黄金微针（以色列 EndyMed、韩国路创丽 INFINI 和帝医思 INTRAcel 5D、国产半岛黄金微针 4.0）等。

这些射频设备的核心功效就是抗衰紧肤，只是在治疗体验、治疗部位、深度等方面有所不同。这里我们主要讲一讲目前市场上比较流行的几种设备及医美项目。

热玛吉 ✦
——抗衰紧肤"当红炸子鸡"

热玛吉又称塑美极、电波拉皮，2019 年在国内走俏，是现在相当流行的医美项目，可谓医美"流量担当"。热玛吉由美国索塔医疗有限公司（Solta Medical, Inc.）生产，2002 年第一代热玛吉在美国上市，至今已更新至第五代热玛吉（Thermage FLX System）。2024 年 1 月 10 日，我国国家药品监督管理局将第五代热玛吉纳入第三类医疗器械管理类别。热玛吉属于非侵入性单极射频（专利单极射频技术）美容。不同于激光的选择性光热原理，热玛吉主要利用电波射入皮肤真皮层转化成的热能，刺激真皮层的胶原纤维收缩和胶原蛋白再生，从而使皮肤更加紧致、饱满和年轻。

热玛吉有三个手具，分别适用于眼部、面颈和身体。目前可用于眼周的仪器并不多，热玛吉算是优选，对于眼周皮肤松弛形成的细纹、轻微眼袋效果显著。热玛吉的主要功效是紧致皮肤，但是由于其高热作用会对脂肪形成一定程度的挤压，使脂肪体积缩小，从而造成脂肪减少的既视感。这就

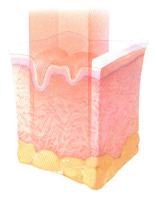

热玛吉治疗

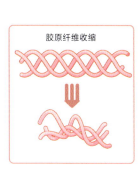

电波热效应

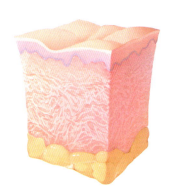

治疗后，胶原增生，皱纹减少

热玛吉工作原理

是为什么有些人做完热玛吉感觉脸变小了，甚至出现脸部凹陷。然而，从其工作原理来看，热玛吉并不具备融脂、减脂的功效。

热玛吉治疗过程中最大的风险在于烫伤。早期的热玛吉治疗甚至需要在全身麻醉下进行，表皮烫伤也时有发生。经过技术更迭，现在的热玛吉仪器在专属治疗头使用覆膜技术，确保能量均匀分布，同时采用冷喷技术搭配全方位震动功能，在保障对深层肌肤进行有效加热的同时，保护表皮免受灼伤，美容舒适度整体提升。现在只需要表面敷麻即可治疗。在治疗过程中，疼痛感肯定是有的，但每个人的耐受程度不同，痛感会因人而异。

通常，热玛吉一次治疗结束后即可看到效果，而且效果会随着时间的推移逐步明显。对于大多数求美者来说，一般 3 ~ 6 个月效果逐步明显，根据个人皮肤状况，效果维持时间最长可达 12 个月。热玛吉产品厂家推荐，治疗过程每年做一到两次，治疗两三次后，皮肤恢复紧致，就可以作为对抗皮肤松垂的长期保养项目，而非治疗项目。

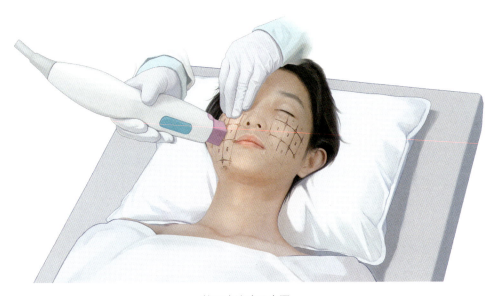

热玛吉治疗示意图

热玛吉属于非侵入性治疗，方便快捷。治疗前无须特别准备，但治疗方案必须经过专业医生确认。治疗时间 50～60 分钟，结束后可立即恢复日常工作与生活。有一些求美者在治疗后皮肤可能会有暂时性水肿（通常在 5 天内消失）、发红或轻微出痧（通常在数小时内消失）情况。

每台热玛吉设备对应一个防伪码，每个治疗头对应一个防伪码，每位求美者拥有专属治疗头。简单说就是正版的热玛吉治疗头都是一次性耗材，不可重复使用。一些无良商家被利益驱使，用假机器、假治疗头，或者是将一次性治疗头回收再利用。姑且不论能否达到原有的治疗效果，求美者如果不走运，还会被烫伤。例如，翻新的热玛吉治疗头表面薄膜冷却剂如果无法均匀冷却表皮，就会造成表皮的烫伤。因此，大家一定要提高警惕，避免遇到假机器和假治疗头。

下面这位女士，44 岁，被人忽悠去美容院做热玛吉，面部遭遇多发烫伤，治疗之后也会留疤、有色素沉着。与她同行的姐妹几人均遭受不同程度的烫伤，后期只能通过激光治疗来慢慢淡化疤痕及色素沉着。

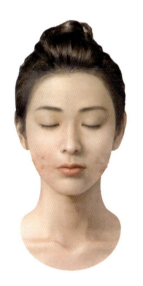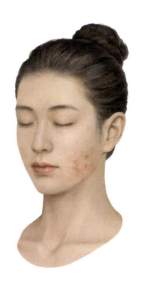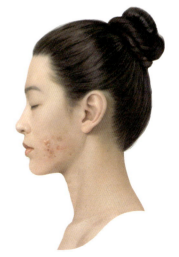

热玛吉烫伤门诊案例

✦ 热玛吉术后
注意事项

1. 皮肤反应：

① 治疗后皮肤可能会有些发红或者肿胀，一般一周内会逐渐消退。

② 治疗后偶尔会出现局部小水泡、瘀斑等现象，属于短期情形，请勿紧张，数天后即可恢复。

2. 术后注意事项：

① 治疗后 4~6 小时内不要用过冷或过热的水洗脸，三天内不能饮酒。

② 治疗后一周内不要使用刺激性护肤品（含果酸、维 A 酸等酸类成分的护肤品）。

③ 治疗后加强皮肤补水，一周内早晚各敷一次面膜，可使用医用补水修复面膜。

④ 治疗后三周内不能进行高温活动，如泡温泉、蒸桑拿、日光浴、做高温瑜伽等。

⑤ 治疗后一个月内注意加强防晒，使用 SPF（防晒指数）在 30 以上的防晒霜。

⑥ 治疗后一个月内避免使用同类型的射频类仪器。

⑦ 做完眼周热玛吉后，建议一周内不要佩戴隐形眼镜；治疗后不要揉眼睛，防止擦伤眼结膜或角膜。

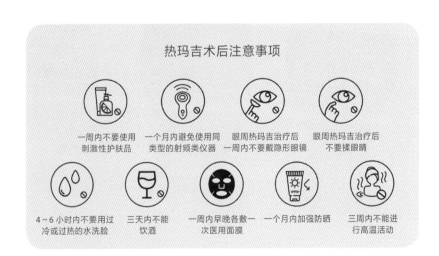

热玛吉术后注意事项

一周内不要使用刺激性护肤品　　一个月内避免使用同类型的射频类仪器　　眼周热玛吉治疗后一周内不要戴隐形眼镜　　眼周热玛吉治疗后不要揉眼睛

4~6 小时内不要用过冷或过热的水洗脸　　三天内不能饮酒　　一周内早晚各敷一次医用面膜　　一个月内加强防晒　　三周内不能进行高温活动

一是脸上有严重的痤疮、伤口，或者脸部以前受过伤；二是体内有金属植入物，如钢板、植入型心律转复除颤器、金属假牙，或其他任何电子植入设备；三是患有严重高血压、心脏病、甲状腺功能亢进；四是半年内做过脂肪或玻尿酸等人工材料填充。

除了以上特殊群体，以下四类人也不建议做热玛吉。

第一，脸太瘦、脸上脂肪较少的人。做完热玛吉之后脸部可能会出现"瘪腮"或太阳穴更凹的情况。

第二，年纪较轻、皮肤紧致的人。选择温和的抗衰设备即可，循序渐进效果更佳。

第三，皮肤重度松垂的人。做完热玛吉后效果可能不佳，可以考虑做比较强效的改良拉皮或线雕。

第四，脸上脂肪较多的人。热玛吉没有融脂、减脂功效，做完后效果也不明显。

确定自己能不能做热玛吉，最稳妥的方式就是让专业的医生来为你判断。

热拉提⁺
——温和提拉，无创紧肤除皱

热拉提是以色列美容科技巨头飞顿医疗激光公司研发的新一代无创紧肤除皱技术，也已通过我国国家药品监督管理局审批。热拉提采用的是聚焦射频技术，可以对真皮浅层（浅）、真皮深层（中）和 SMAS 筋膜层（深）进行精准加热，达到去皱、紧致、提升皮肤的目的。目前市面上使用的多为热拉提 Plus 版本。

热拉提 Plus 版本有两个手具：定点手具用于竖向提升，它的端口是圆形，治疗时利用负压先将皮肤吸附起来再发射能量，治疗过程就像在脸上盖章；滑动手具用于横向紧致，治疗时涂上耦合剂后在脸上滑动即可。整个治疗过程在 40~60 分钟。

相较于热玛吉，热拉提的能量较弱，更加安全和舒适，不需要敷麻药，更适合年纪较轻和皮肤轻度松弛的人。通常，第一次治疗后，即可感受到皮肤收紧的效果。热拉提一个疗程是三次，每次间隔一个月，效果可维持一年。

以我个人为例，我比较喜欢热拉提，一方面是因为我的皮肤属于轻度松弛，另一方面是因为热拉提能量相对较低，对皮肤损伤极小，治疗过程也不疼。我从 35 岁开始每年都会做，效果还是不错的。因此，对于初老状态下的皮肤松弛问题，热拉提是不错的选择。坚持每年做两三次，就可以在多年内保持一种皮肤相对紧致、"老得慢"的状态。

热拉提和热玛吉同属射频仪器，因此相关禁忌和术后注意事项基本一致，要特别注意补水和防晒。

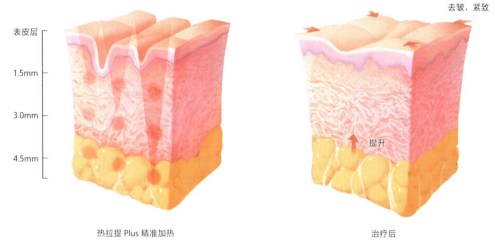

表皮层

1.5mm

3.0mm

4.5mm

去皱、紧致

提升

热拉提 Plus 精准加热

治疗后

热提拉 Plus 工作原理

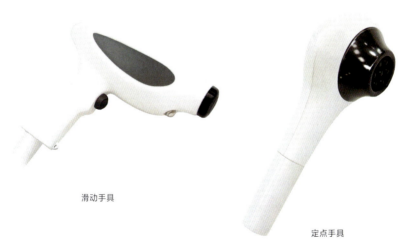

滑动手具

定点手具

热提拉 Plus 使用的两种手具

Fotona4D ✦
——"贵妇级"保养项目

Fotona4D 是一种无创激光面雕技术，来自全球史上最悠久的激光公司之一——Fotona 欧洲之星激光公司。Fotona 是首个在单一系统中引入两种互补激光波长——Er:YAG 和 Nd:YAG 的公司。将两种激光波长结合在一个治疗系统中，可以充分利用它们相互作用的特性，显著提升激光辅助治疗的效果，从而实现更好的临床疗效。

Nd: YAG 激光治疗系统，用于深层治疗。Nd:YAG 激光波长穿透深，能选择性地瞄准皮肤最深层的结构，如深层静脉和毛囊，可用于改善红血丝、脱毛等。

Er: YAG 激光治疗系统，用于浅表治疗。Er:YAG 激光波长瞄准皮肤的浅表，皮肤细胞中的水分吸收能量后，使组织汽化，从而实现表皮剥脱并促进皮肤收缩，刺激真皮产生新的胶原蛋白。

✦ Fotona4D
不同模式的
作用

面部老化是分层次的，不同层次的老化表现出来的症状也不同。Fotona4D 的四种模式可以针对性地解决皮肤不同层次的问题，同时它也是唯一可以做口内收缩的项目。

第一种模式——SmoothLiftin：从口腔黏膜入手，针对深层 SMAS 筋膜层实现口内收缩、提拉紧致。
第二种模式——Frac3：类似点阵激光，可以去斑，改善肤色。
第三种模式——Piano：可以均匀加热真皮层和皮下脂肪，从而起到提拉紧致的作用。
第四种模式——Superficial：针对皮肤表层，能够淡化细纹、收缩毛孔。

总而言之，Fotona4D 功能多，即刻效果显著，无损伤，舒适度高。对于皮肤干燥、干纹细纹、肤色不均、轻度松垂等都有一定改善效果，作为抗初老及日常的温和保养项目是不错的选择。但 Fotona4D 能量较弱，效果维持时间较短，需要每月进行一次治疗，每次的治疗时间在 60 ~ 90 分钟。

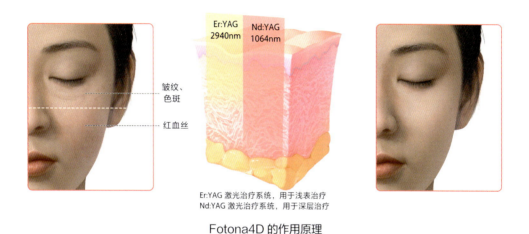

皱纹、
色斑

红血丝

Er:YAG
2940nm

Nd:YAG
1064nm

Er:YAG 激光治疗系统，用于浅表治疗
Nd:YAG 激光治疗系统，用于深层治疗

Fotona4D 的作用原理

表皮层
淡化细纹

真皮乳头层
嫩肤紧致

真皮网状层
紧致提升

皮下脂肪
减脂塑形

SMAS 筋膜层

肌肉层

Superficial
皮肤表层换肤去皱

Frac3
真皮浅层嫩肤美白

Piano
真皮深层紧致
皮下组织减脂

SmoothLiftin
口内快速收紧
黏膜层

Fotona4D 不同模式的作用

Fotona4D 可以每个月持续做，且不影响其他项目的同步进行。但因效果维持时间较短，也有"贵妇级保养项目"之称。

任何项目都有其局限性，抗衰要根据自身情况去选择和坚持。

超声刀 ✦

✦ 一刀"砍
掉"衰老

超声刀是目前光电类紧肤项目中能量较强的设备，以"刀"命名，可见其能量强度之高。

超声刀利用高强度聚焦超声波能量精准作用于靶向组织，而不损伤周围邻近组织，在医疗领域应用广泛。用于紧肤的超声刀采用毫秒级脉冲，频率为兆赫（MHz），能量仅为 0.5~10J，比传统的高强度聚焦超声 100J 的能量要低很多。超声能量到达并聚焦于人体皮肤的 SMAS 筋膜层，组织吸收热量即刻收缩并刺激皮肤不断增生胶原，从而恢复 SMAS 筋膜层的弹性和支撑力，达到抚平皱纹、紧致皮肤的作用。超声刀最大的优势在于能量强、作用层次深。

前面我们讲过 SMAS 筋膜层是除皱抗衰中最重要的一个结构，它位于皮下脂肪和肌肉之间，就好比一个网兜，将软组织兜住，起到支撑作用。SMAS 筋膜层衰老松弛说明皮肤已经进入中重度衰老阶段。对于一些浅的皱纹，我们可以依靠光子嫩肤、热玛吉等进行治疗，但是对于严重的皱纹和皮肤松弛，这些项目就显得力不从心。这时候，超声刀便是不错的选择。

目前市场上使用较多的是美版超声刀，英文名称 Ultherapy，由美国奥塞拉公司（Ulthera）生产，2009 年获得美国 FDA 批准时仅用于眉部提升，2012 年及 2014 年基于严谨的临床研究结果再次获得美国 FDA 批准，用于下面部、颈部及前胸部的细纹及皱纹改善。但由于技术标准、临床数据要求及监管政策差异等多方面因素，目前超声刀并未通过我国国家药品监督管理局审批。

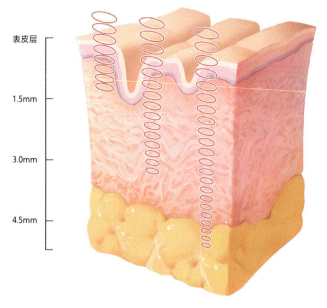

表皮层

1.5mm

3.0mm

4.5mm

超声刀治疗

● 重构真皮层胶原蛋白

● 收紧下垂的 SMAS 筋膜层

治疗后

超声刀的作用原理

超声刀可用于面部提升，改善下面部松垂、颈纹，也可以用于改善身体部位的状况，比如前胸部细纹或皱纹，臀部、大腿外侧及腹部皮肤松弛。

超声刀虽然与其他光电设备一样属于非侵入性抗衰手段，但由于其能量强、作用层次深，治疗过程中疼痛感相对明显。治疗前需要敷麻药，治疗时长根据个人情况而不同，一般在 40 ~ 60 分钟，大多数人做完就可以看到提拉效果，再经过 1 ~ 3 个月的自我修复，体内的胶原蛋白持续更新，效果会越来越明显。做完超声刀治疗后效果可以维持超过一年。

在接受超声刀治疗后数小时内通常会出现皮肤潮红、发肿、刺痒、刺痛或压痛等状况，但这些反应都是轻微和暂时的，一般可以自行消退。术后通常会立刻使用冷敷面膜或冰袋来帮助缓解并减轻炎症反应。有些人可能会出现暂时性瘀伤，2 ~ 3 周后会慢慢消失。其术后注意事项与热玛吉相同。

不同于热玛吉的一人一个治疗头，超声刀的治疗头是可以多人使用的，一个治疗头可以打 2 400 发。通常一个人做一次超声刀治疗，要打 500 ~ 800 发，能量不足达不到效果，能量过高会造成皮肤凹陷和烫伤。具体发数及施打深度，要根据个人的皮肤状况决定。

◆ 哪些人不能
做超声刀

1. 超声刀适合皮肤中重度松弛的人，轻度松弛的人不建议做。
2. 脸部有破损、感染或囊肿型痤疮患者。
3. 月经期、孕期女性。
4. 患有心脏病、糖尿病等基础疾病的人。
5. 年龄较大，脸部重度下垂者不建议做，因为治疗效果不明显。
6. 脸部有填充物或做过皮下埋线的人，初诊时应咨询医生。

钻石超塑 ✦
——脂肪抗衰

以往我们在抗衰时，关注的焦点在胶原蛋白流失，实际上，脂肪纤维间隔松弛、局部脂肪堆积膨出也是抗衰的重点。热拉提、热玛吉、超声刀等项目，虽然能够收紧脂肪纤维间隔，压缩脂肪体积，但并不能减少脂肪量，对于脂肪组织较多的人效果并不理想。想要达到比较好的效果，需要先减脂，再进行紧致提升治疗。

那么，对于面部脂肪组织量大、苹果肌下垂、双下巴明显、下颌缘不清晰，想改变又不敢做吸脂手术的人，有没有合适的仪器设备？

答案是有的，那就是钻石超塑。

钻石超塑也叫超塑，是以色列盈美特公司推出的非侵入性减脂、紧肤设备，已通过我国国家药品监督管理局审批。钻石超塑本质上仍属于射频设备。不同于热拉提、热玛吉等仅压缩脂肪体积，钻石超塑是目前为数不多可以真正做到减少脂肪细胞数量的设备。

✦ 双重射频，
隔空爆脂

真空负压吸起脂肪组织，发射第一重射频能量进行组织加热，促进脂肪纤维间隔收紧，压实脂肪层，当加热到42℃时，瞬间释放第二重射频——纳秒级超高压脉冲波，打开脂肪细胞膜小孔，造成脂肪细胞不可自愈的电穿孔，使大小不等的分子自由进出，令钙离子进入脂肪细胞内，致其酸碱失衡，从而使脂肪细胞凋亡。这就是钻石超塑独有的专利技术——电穿孔技术。简单说就是在脂肪细胞膜上打一个小孔，使脂肪细胞内外电离子失衡，逐渐萎缩凋亡，而后通过代谢排出体外，从而减少局部脂肪细胞数量。

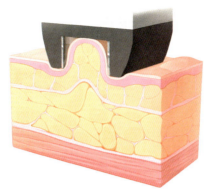

真空负压吸起脂肪组织

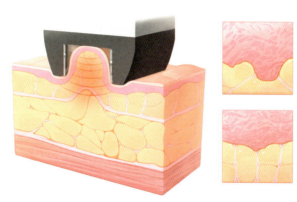

射频能量加热组织，脂肪纤维间隔收紧

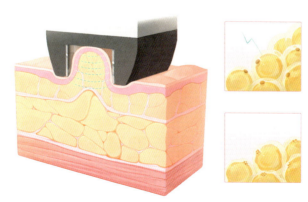

高压脉冲波造成脂肪细胞不可逆电穿孔，脂肪细胞逐渐凋亡

钻石超塑的作用原理

钻石超塑还有一个优势在于温控。射频设备都存在高温问题，钻石超塑采用了 ACE 专利技术（全称 Acquire Control Extend，一种温控技术），可以做到同时监测表皮和皮下温度，从而使设备最大限度地发挥作用且不会烫伤皮肤。

钻石超塑有四个手具：minifx、bodyfx、forma、forma plus。

minifx 和 bodyfx 核心作用于皮下脂肪层，用于加热脂肪纤维并减少脂肪细胞数量，分别适用于面部和身体。forma、forma plus 核心作用于真皮层，用于促进真皮层胶原增生，加快已爆破脂肪细胞的代谢。

钻石超塑治疗分两步：第一步使用 minifx、bodyfx 进行纵向紧致和隔空爆脂，第二步使用 forma、forma plus 进行横向紧致。治疗时间在 40～60 分钟，即做即走，不影响日常工作和生活。

钻石超塑治疗过程中不需要敷麻药，整体处于较舒适的状态。根据耐受程度不同，会有一些热感或烫感。爆脂过程中会有电感，类似被皮筋弹击。

根据个人面部脂肪量和皮肤松弛程度不同，钻石超塑治疗分小疗程和大疗程：小疗程 3 次，大疗程 6 次，都是一周一次。身体部位的治疗，通常一个疗程 6~8 次，一周一次，效果可维持一年。其术后注意事项与热拉提、热玛吉相同，不要接触高温环境，要特别注意补水和防晒。

✦ 钻石超塑适合哪些人做

1. 脂肪堆积，软组织松垮，接受无创治疗时间周期长（效果显现需要一定的时间累积）。
2. 面部软组织下垂，下颌缘不清晰，双下巴堆积，有"嘟嘟肉"。
3. 身体肩颈线条厚重、有副乳、胸下垂、后背脂肪堆积、有小肚腩、侧腰脂肪堆积、有"妈妈臀"、臀下脂肪堆积、臀部和腿部凹凸不平、有橘皮组织等。

并不是所有身体部位都适合做钻石超塑。离腺体较近的部位（如颈部）、有金属植入的部位、有炎症的皮肤部位等，不可进行钻石超塑治疗。

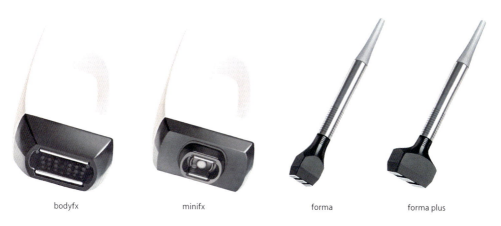

| bodyfx | minifx | forma | forma plus |

钻石超塑的四种手具

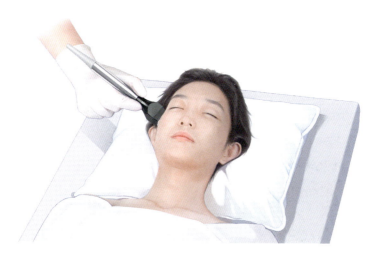

钻石超塑治疗示意图

黄金微雕 / 钻石精雕✦
——吸脂"搭档"

经常有求美者一上来就问自己能不能用黄金微雕或者钻石精雕。首先跟大家强调一点，黄金微雕和钻石精雕都是在吸脂手术过程中使用的辅助设备。它们可以帮助医生更好地剥离脂肪，使脂肪更易吸出，同时能完成多层组织的收紧，解决皮肤松垂问题，对术后恢复也有一定帮助。

例如，在下面部吸脂手术过程中，吸完脂，有的人皮肤确实太松了，这时候使用钻石精雕 FACE Tite 手具。它类似于一个夹子，实际上是两个电极：下方像一根长长的钝头钢针，上方像一个小熨斗。从吸脂的小切口进去，均匀地将吸脂操作区域都烫一遍，这样皮肤就收紧了。

也就是说，黄金微雕和钻石精雕都是在手术过程中使用的。

黄金微雕 Body Tite 是以色列盈美特公司推出的射频辅助吸脂设备，拥有 RFAL（射频辅助吸脂）专利技术。2013 年第一代黄金微雕通过了我国国家药品监督管理局审批，2015 年推出了极致强塑美体精雕（Body Tite Pro），2020 年第三代产品钻石精雕（EMBRACE RF）也通过了我国国家药品监督管理局审批。

黄金微雕和钻石精雕的核心技术都是 RFAL 技术，但在不断迭代升级。钻石精雕新增了魔力微针（Morpheus 8）脂肪重塑技术和 Accu Tite 面部精细化治疗功能，使其适应证更为丰富、精准，比如可以处理下颌缘脂肪堆积、双下巴、眼袋等问题。

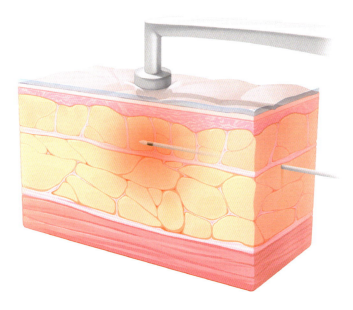

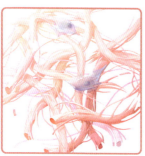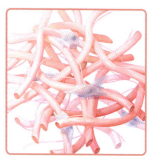

刺激成纤维细胞，促进胶原蛋白合成

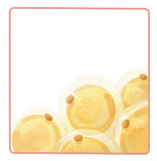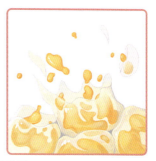

精确融化脂肪组织

钻石精雕的作用原理

射频类仪器最为重要的就是温控，黄金微雕没有智能温控技术，治疗过程中主要靠医生自己的触感来感知温度，因此对医生的技术要求较高，操作难度大。

在温度控制方面，钻石精雕配备了 ACE 技术、TSP 温度浪涌保护技术以及 DTS 内外部双温传感器。在治疗过程中，只要电极出现超出设定范围的温度，设备就会自动停止发送射频能量，防止治疗过程中烫伤皮肤，安全更有保障。当然，钻石精雕的价格也要比黄金微雕贵一些。

目前市场上除了以色列盈美特公司的产品，还有国内半岛医疗公司的黄金微雕仪器，也叫黄金微雕大 V、6D 黄金微雕。

是不是所有的吸脂手术都需要搭配黄金微雕或钻石精雕呢？并非如此。吸脂手术本身就具有一定的紧致皮肤效果，皮肤紧致度尚可的人，可以不使用。对于皮肤脂肪多又比较松垂的人，建议搭配使用黄金微雕或钻石精雕。

其他 ✦

除了前述设备，市场上还有黄金微针、7D 聚拉提、赛诺秀 5D、赛诺龙 5G MAX 等设备，也在这里做简单介绍。

黄金微针也属于射频类仪器，对面部细纹、轻度眼袋、妊娠纹、肥胖纹等轻度皮肤松弛问题有修复作用。它的核心功效是去痘去疤，我们在科学美白部分已经做了详细介绍，在此不再赘述。

7D 聚拉提其实就是韩版超声刀，也叫作第三代海芙音波拉皮，是韩国科莱希斯公司（Classys）的产品。所谓 7D 是指它有 7 种可作用于不同层次的治疗头，可以对皮肤进行全层次的紧致提升。但目前没有获得我国国家药品监督管理局审批。

赛诺秀 5D 和赛诺龙 5G MAX 本质上属于激光设备。在科学美白部分我们提到，激光的主要功能在于皮肤美白。同时，激光对刺激胶原增生也有一定作用，因此能在一定程度上起到抗衰作用。

我经常在日常生活中或是面诊过程中遇到一些人说自己把各种项目做了个遍，但是并没有达到理想的效果。现在很多项目很火热，大家一定要擦亮眼睛选择。

一方面，要看项目是否适合自己，不要"赶潮流"，合适比"火热""流行""别人都说好"更重要。另一方面，抗衰是一项"长期工程"，不要寄希望于层出不穷的新设备、新项目。抗衰需要一个长期、综合、序贯的个性化定制方案，才能达到理想的效果。大家可以找专业医生进行充分沟通，拟定一个综合来看匹配自己诉求、经济能力、皮肤情况的方案。

适合自己的才是最好的。

科学微调：
颠覆生活的魔法

以前在门诊中经常会遇到一些求美者，拿着明星的照片说："斯医生，你给我整成这个样子。"遇到这样的人，我会表示"出门右转，不送"。并不是我对这类人有偏见，从现代整形技术来讲，这样的要求确实可以实现，只是我非常不赞同这样的求美方式。

大眼睛、高鼻梁、尖下巴，曾几何时，网络上、生活中充斥着这样的面庞。希望通过手术提升自己的美感，原本无可厚非，但有不少求美者不清楚哪种美适合自己，只是看别人那样整很漂亮，就想依葫芦画瓢。一些黑心诊所眼睛只向钱看齐，旗下医生不仅专业水平差，更是审美低级。结果就是求美者花了很多钱，被整成了毫无特色的"流水线美女"，甚至是做出了一眼可辨的"假脸"。

在我看来，人的高级美往往藏于自己的本色之中，每个人都有自己独特的美。这世上，完全符合黄金分割比例的脸是很少的，大部分人的五官都有或多或少的缺陷。然而，相由心生，除了骨骼、皮肤对外表有着深度影响，一个人的内心世界也会在外表上有所体现。保留自身原有的特点，通过科学微调的方式去提升美感，使得各部位相辅相成、搭配和谐，才能美得自然又高级。

自体脂肪填充 ✦

✦ 脂肪本无
罪，淘气
站错队

脂肪是人体组织中的一种，布满全身。面部、颈部、胸壁（胸廓的外壁）、乳房、腹壁、四肢，乃至头皮、内脏等，都有脂肪组织。研究表明，脂肪组织除了有保温、支撑、充填、保护血管神经、缓冲减压、储存能量的作用，还会影响胰岛素敏感性、血压水平、内皮功能、纤溶活动及炎性反应等，是人体内极其重要的内分泌系统。

此外，脂肪对人体的健美有很重要的作用。适当的皮下脂肪可以增加皮肤的嫩滑质感和活动度。仔细观察你会发现，皮肤好的人都有一定的脂肪量，看起来胶原蛋白充足。

从医学组织学的角度来看，脂肪是以脂肪细胞为主要成分的特殊结缔组织，脂肪细胞通常沿着小血管呈单个或者成群分布。在每个成人体内，大

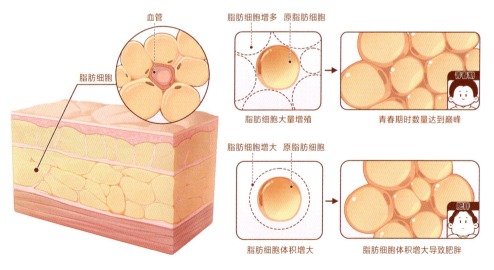

人体脂肪组织结构图

约有 300 亿个脂肪细胞。在人类幼儿期，脂肪细胞大量增殖，到青春期时数量到达巅峰，此后数量不再增加，但是体积会变大。我们发胖的原因是脂肪细胞体积增大，而不是数量增多。

合理的脂肪量是身体健康的基础，更有利于美体塑形。但是并不是每个人的脂肪细胞都会乖乖听话，长在该长的地方。由于基因的多样性，身材和体态也具有多样性，再加上个人的主观审美不同，有人觉得自己脸上没肉，额头、太阳穴、面颊……哪里都凹陷干瘪，既不好看又显老；有人觉得自己有双下巴，没有下颌缘，脸蛋圆鼓鼓、肉嘟嘟。当这些问题已经成为困扰，并且通过健身塑形、合理膳食无法达到预期目的时，诉诸整形美容外科，通过"手术雕刻"即自体脂肪填充的方式，圆个性化的求美之梦，其实是科学且有效的方式。在这里提醒大家，一定要选择安全、科学的方式，不要乱吃药、打针或者采取其他比较极端的方法，对身体百害而无一利。

◆ 自体脂肪
"搬运"

脂肪相关的整形术在美容和整形外科中已是常规技术，应用广泛，主要包括脂肪抽吸塑身（也叫吸脂塑形）和自体脂肪填充（也叫自体脂肪移植）两大块。

自体脂肪填充指的是通过吸脂的方式，从身体的腿部或腰腹部等部位吸取多余的皮下脂肪组织，经过精密提纯活性脂肪细胞，得到脂肪相关的产品，如结构性脂肪、小颗粒脂肪、纤维脂肪、纳米脂肪、脂肪干细胞胶（SVF-gel，下称脂肪胶）等，再调整到 1ml 注射器中，精细注射到需要进行脂肪填充的部位，如面部、乳房、臀部等，用以改善浅表微细皱纹、面部凹陷，治疗胸部扁平、两侧乳房不对称等。

自体脂肪填充技术已有百年历史，世界上第一例自体脂肪填充手术发生在 1893 年。世界外科先驱——德国医生古斯塔夫·诺埃伯将手臂脂肪移植到眶周以矫正骨髓炎引起的凹陷瘢痕，开创了自体脂肪填充的先河。自体

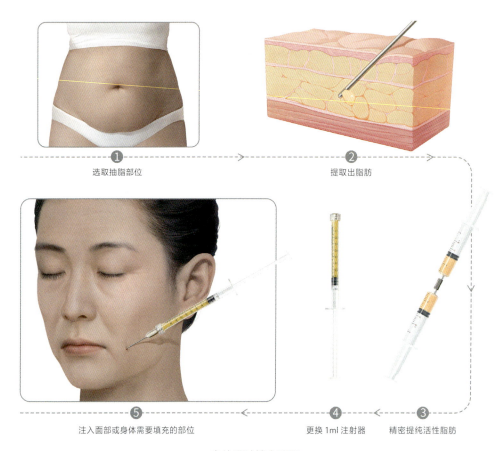

① 选取抽脂部位　　　　　　　　② 提取出脂肪

⑤ 注入面部或身体需要填充的部位　　④ 更换1ml注射器　　③ 精密提纯活性脂肪

自体脂肪填充原理

脂肪作为良好的软组织填充材料，来源丰富、自体组织不存在免疫排斥反应、操作技术相对简单、成活后形态自然且手感良好，这一系列的优势让无数人欢喜。但是早期，自体脂肪填充存在脂肪吸收率高的问题，且填充部位易出现感染、液化、钙化以及囊肿等不良反应，临床应用受到限制。

20世纪90年代，美国纽约大学著名脂肪移植专家悉尼·R.科尔曼基于其丰富的自体脂肪移植经验提出的"科尔曼技术"，确立了以微创方法获取脂肪、获取后适度离心处理，并进行精确移植及塑形的正式步骤及理论体系。这一体系获得了世界各地整形外科专家的认可，逐渐成为脂肪移植的

"金标准"。此后，国内外学者和整形外科医生又对自体脂肪填充技术不断进行完善，使得自体脂肪填充更加精细化、精准化，进一步提升自体脂肪填充的效果及其安全性。

科尔曼等人编著的《科尔曼脂肪注射——从填充到再生》一书，是国内外整形外科脂肪移植领域的经典著作和学习范本。

✦ 面部脂肪填充——与脂肪握手言和（五官精雕，轮廓重塑）

面部脂肪填充是自体脂肪填充在临床医学上应用最多的一种，可做单独部位的填充，例如额头、太阳穴、眼窝、泪沟、眉弓、卧蚕、苹果肌、唇部等的填充，也可用于黑眼圈、鼻部、鼻基底、法令纹等的填充，改善印第安纹、面颊凹陷、下巴后缩等，还可根据个人情况做更为精细的全脸填充。

寻求面部脂肪填充的求美者按年龄大致可以分为两大类。一类是较年轻的求美者，他们的主要诉求是改善面部轮廓，从而使脸庞更加精致。这类人通常因为面部骨骼发育不完全而存在一些缺陷，导致面部凹凸不平，面部轮廓不清晰，线条不流畅，缺乏美感。例如，有些人天生额头窄、太阳穴凹陷、头颅尖尖，不敢扎马尾、梳丸子头，无奈留了多年齐刘海。还有一些人因为小时候腺样体肥大，张嘴呼吸形成"腺样体面容"：嘴突、鼻基底凹陷、下巴后缩、嘴唇特别厚等。

还有生活中比较常见的所谓"牙套脸"。很多做过牙齿正畸的人会出现"两凹一突"的情况，即面颊和太阳穴凹陷、颧骨突出。"牙套脸"这种面型，不仅面颊凹陷，面中部也比较扁平，鼻基底深，法令纹也会比较明显，整体面部轮廓不流畅。

另一类是年长的求美者，他们的核心诉求是通过自体脂肪填充来重塑面部饱满、年轻的状态。

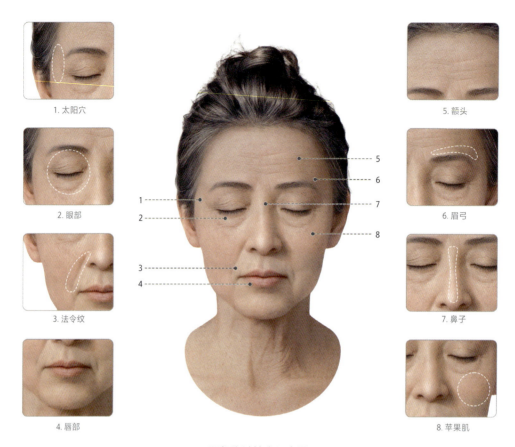

1. 太阳穴
2. 眼部
3. 法令纹
4. 唇部
5. 额头
6. 眉弓
7. 鼻子
8. 苹果肌

面部脂肪填充示意图

伴随年龄的增长，人的面部各层次在一天天老化。首先是皮肤质地和弹性下降；其次是面部软组织松弛，包括 SMAS 筋膜层松弛、面部脂肪萎缩或下垂、面部韧带松弛等；最后是面部整体体积减小，包括脂肪萎缩和颅颌面骨头萎缩等，导致面部松垂和局部凹陷。其中，脂肪量减少或者移位是面部老化的一个非常重要的机制。那么对于面部老化导致的额头、太阳穴、面颊等局部凹陷，可以通过自体脂肪填充来重塑面部饱满、年轻的状态。以苹果肌为例，它是面部美学的重要特征，人在年轻的时候，苹果肌饱满，脸也就看着比较窄、比较精致，但随着年龄增长，很多人会感觉自己的脸越来越宽。

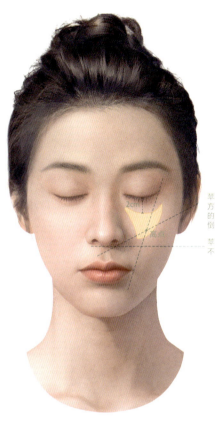
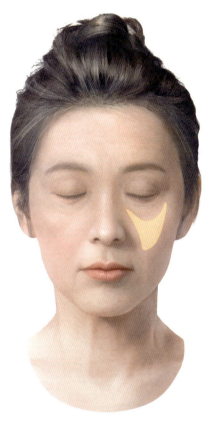

苹果肌是眼睛下
方 2cm、颧骨前
的脂肪组织，呈
倒三角状

苹果肌长度的延伸
不超过鼻中底线

年轻   衰老

年轻与衰老的苹果肌对比

实际上脸并没有真正变宽，只是因为苹果肌开始萎缩，面部的高点慢慢转
移至颧弓，导致视觉上面部留白过多，脸看上去变宽了，人就老态毕现。

面部美学中有一个交汇点，即耳屏与鼻翼的连线，外眼角与嘴角的连线，
这两条线之间的交汇点，就是苹果肌的高点。通过脂肪填充将这个点重新
突显出来，这样不管从哪个角度看，整个面部都会显得年轻。

自体脂肪对比其他人工材料的优势在于取自自身，供区丰富，腰腹、大腿等部位都可以取脂；自身组织相容性高，不会产生排斥反应；脂肪移植3~6个月成活后跟自体组织融为一体，能够维持更长的时间，而且脂肪对皮肤的支撑效果更自然。

自体脂肪除了起到结构性的支撑作用，还含有脂肪干细胞以及一些细胞因子，可以滋养皮肤，使皮肤更加白皙透亮，改善皮肤质地。

用脂肪填充面部，可以让凹陷处自然饱满，也能让面部轮廓变得更加自然柔和。这也就是为什么很多人做完脂肪填充之后变好看了，但别人又看不出是哪里动了。

东方人的面部结构和西方人不同，审美也不一样。我们在科尔曼技术的基础上，做了大量面部解剖研究，又改进脂肪纯化及加工技术，将提取的脂肪分得更加细致：纤维脂肪、结构性脂肪、小颗粒脂肪、纳米脂肪、脂肪胶，每种脂肪都有其独特的属性和作用，以满足面部不同部位的不同改善需求。

纤维脂肪就是脂肪细胞周围的筋膜组织，将其与吸出的脂肪细胞分离，再经过特殊加工处理，就可以作为一种支撑性很好的填充材料。纤维脂肪的支撑力类似交联密度和硬度都较高的玻尿酸，常用来隆鼻、隆下巴、填鼻基底、丰眉弓等。

结构性脂肪可以明显地看到颗粒感，支撑性比较好，主要用于额头、太阳穴、苹果肌、面颊等部位的容量填充。

小颗粒脂肪比结构性脂肪更细腻一些，主要用于泪沟、眼窝等眼周的深层填充，可以避免形成结节。

纳米脂肪这一概念是由比利时整形外科医生帕特里克·L.唐纳德于 2014 年在整形外科领域的顶级杂志 *Plastic and Reconstructive Surgery* 上首次提出。

纳米脂肪实际上是将从腹部或大腿等部位吸取的脂肪组织，通过特定的装置，用机械的方式将脂肪细胞破坏，过滤掉较粗的纤维等组织后获取的较细腻的脂肪组织。纳米脂肪不含脂肪细胞，无法起到较大的容量填充作用，因此不能用于额头、太阳穴、苹果肌、唇部等部位的容量填充。但是，由于其成分中含有丰富的干细胞和细胞因子，且颗粒非常细腻，因此不仅能够用于填充面部细小的皱纹，如眼周细纹、口周细纹等，更重要的是可以促进组织再生和改善肤质，对于黑眼圈改善效果显著，还可以用于改善瘢痕组织，使瘢痕颜色变淡、软化、平整。

脂肪胶的制备过程更加复杂，是在纳米脂肪的基础上再通过离心去除杂质后得到的胶状物，其中富含脂肪干细胞。脂肪胶不具备支撑性，它和纳米脂肪一样，对于面部细小的皱纹填充，如鱼尾纹、口周纹等，效果显著，也可以用于改善瘢痕组织，使瘢痕颜色变淡、软化、平整。

现在，一些美容机构将"纳米脂肪"或"SVF 胶"神化成无所不能，且任何项目一旦贴上"纳米脂肪"或是"SVF 胶"的标签，价格便会翻番。

实际上每一种脂肪都有其核心作用，以精确的剂量，填充在正确的部位、准确的层次，还要结合医生的技术和审美，才能看到确切的效果，而且很多部位需要多种脂肪多层次填充，并不存在万金油般的脂肪产品。

✦ 脂肪填充
这么好、
是不是没
有缺点呢

脂肪填充虽然是微创，但其本质上是医疗手术，是手术就有恢复期，也会存在风险。

面部脂肪填充相较于人工合成材料，恢复期较长，也存在一定的并发症风

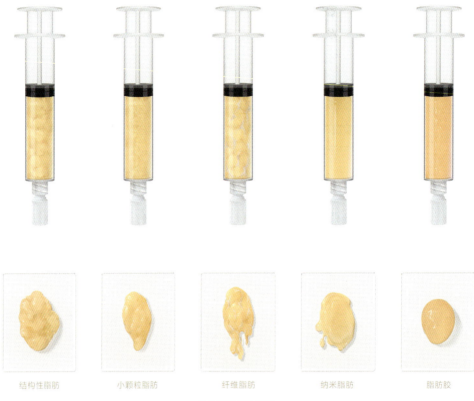

| 结构性脂肪 | 小颗粒脂肪 | 纤维脂肪 | 纳米脂肪 | 脂肪胶 |

五种不同的脂肪

险。首先，脂肪吸收不均匀可能导致填充部位出现凹凸不平；其次，可能形成脂肪结节等；最后，任何注射填充类操作都可能出现脂肪栓塞风险。但这些风险都和整形医生的技术有关，也和求美者自身体质有一定关系。

此外，脂肪填充存在成活率的问题，因此有些凹陷特别严重的部位可能需要二次甚至三次填充。一般来说，脂肪的成活率在30%～70%，若有些机构宣称能够保证过高的成活率，求美者就需要慎重选择了。

脂肪填充的剂量要适度，填少了没效果，填多了鼓鼓囊囊，过多的脂肪不仅显得脸假，还会降低脂肪的成活率，得不到血供的脂肪容易坏死，形成结节。

自体脂肪全脸填充近年来越来越火爆，确实能够解决两大问题：35 周岁以上女士解决面部老化的问题，35 周岁以下女士解决面部轮廓的问题。市场上也出现了很多所谓的脂肪专家，有做得好的，也有部分滥竽充数，只是单纯把脂肪注射进去，造成了"包子脸""寿星额"等情况。殊不知面部有那么多细节，面部脂肪填充不仅十分考验医生的技术，对医生的审美

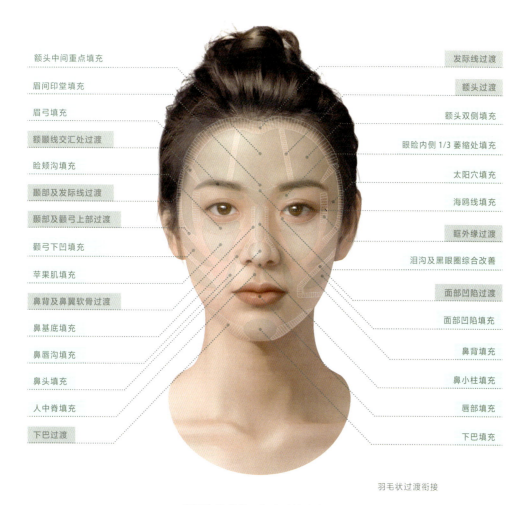

额头中间重点填充　　　　　　　　　　发际线过渡
眉间印堂填充　　　　　　　　　　　　额头过渡
眉弓填充　　　　　　　　　　　　　　额头双侧填充
额颞线交汇处过渡　　　　　　　　　　眼睑内侧 1/3 萎缩处填充
睑颊沟填充　　　　　　　　　　　　　太阳穴填充
颞部及发际线过渡　　　　　　　　　　海鸥线填充
颞部及颧弓上部过渡　　　　　　　　　眶外缘过渡
颧弓下凹填充　　　　　　　　　　　　泪沟及黑眼圈综合改善
苹果肌填充　　　　　　　　　　　　　面部凹陷过渡
鼻背及鼻翼软骨过渡　　　　　　　　　面部凹陷填充
鼻基底填充　　　　　　　　　　　　　鼻背填充
鼻唇沟填充　　　　　　　　　　　　　鼻小柱填充
鼻头填充　　　　　　　　　　　　　　唇部填充
人中脊填充　　　　　　　　　　　　　下巴填充
下巴过渡

羽毛状过渡衔接

斯医生推荐的面部脂肪填充参考图

也有很高的要求。脂肪填充绝不仅仅是把凹陷的部位填起来就完成，其中涉及比例和美学理念，还得考虑动态平衡，把握好层次和程度才能体现出水平，做出来的效果才能自然，正所谓细节决定成败！

虽然人们常说整形医生只是脂肪的"搬运工"，但搬得好不好，真的是个技术问题。以太阳穴填充为例，填充时要与周围的部位进行羽毛状过渡衔接，否则就会出坑不好看。

另外，将医生的审美理念和求美者的诉求结合起来达到一个完美的平衡点，才能填出满意效果。

脂肪填充是"手术"，需要专业的医生及手术设备。面部脂肪填充过程，首先要在供区位置获取脂肪组织（供区吸脂，一般取大腿内侧脂肪），然后将脂肪组织进行加工处理（分离、离心等操作），最后将处理好的脂肪注射到需填充的部位。根据填充部位的填充量，整个过程持续 1.5～2 小时，一般不需要住院。面部脂肪填充术后 1～3 天是肿胀期，三天后会逐渐消肿。第 3～5 天会有瘀斑的情况发生，一般 7～10 天就可自行恢复正常肤色。术后一个月脂肪基本稳定，完全成活要 3～6 个月。

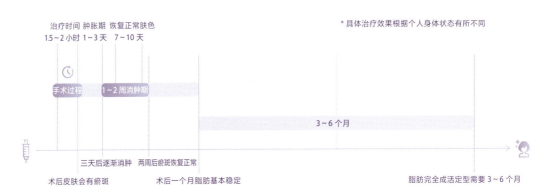

面部脂肪填充疗程

面部脂肪填充需要进行麻醉，少部位的脂肪填充一般采用局部麻醉。全面部的脂肪填充建议选择全身麻醉。

✦ 哪些人不
　适合脂肪
　填充

虽说自体脂肪填充安全性比较高，但也不是说谁都可以做。

未满 18 岁、身体未发育完全者，瘢痕体质者，月经期、孕期和哺乳期女性，肝、肾、心、脑疾病和血液疾病患者，尚未控制的糖尿病和传染性疾病等患者，不建议做自体脂肪填充。此外，自身有凝血功能障碍的人不建议做自体脂肪填充。

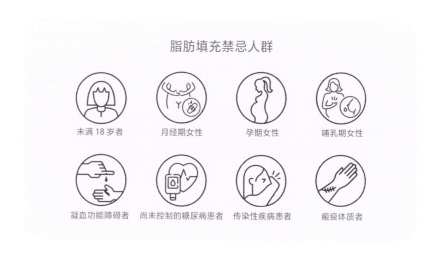

脂肪填充禁忌人群

未满 18 岁者　　月经期女性　　孕期女性　　哺乳期女性

凝血功能障碍者　尚未控制的糖尿病患者　传染性疾病患者　瘢痕体质者

✦ 面部脂肪
　填充（全
　麻）术前
　注意事项

1. 术前禁食禁水时间要在 8 小时以上（可刷牙）。
2. 有原发性高血压者在手术当天早上小口清水口服降压药。
3. 服用利血平降压药者在手术前一周应停药或换药。
4. 服用抗凝血药物（阿司匹林、华法林、波立维）者在手术前 7 天应停药。
5. 有气道高反应性或哮喘者在术前携带常用的黏膜喷剂。
6. 手术当天应穿宽松的衣裤，术后吸脂部位需要加压包扎，紧身衣裤不方便。

7. 手术前一天晚上要洗澡，手术当天禁止化妆（包括涂防晒霜），可以简单涂抹护肤品。

8. 手术当天禁止戴美瞳，尽量不戴隐形眼镜，不要佩戴金属物品、贵重物品。

9. 做全身麻醉手术建议有一位家属陪同，当天出院时尽量不要单独开车。

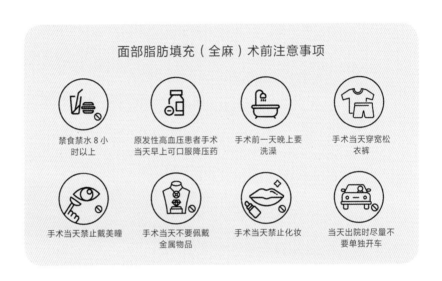

面部脂肪填充（全麻）术前注意事项

禁食禁水 8 小时以上　　原发性高血压患者手术当天早上可口服降压药　　手术前一天晚上要洗澡　　手术当天穿宽松衣裤

手术当天禁止戴美瞳　　手术当天不要佩戴金属物品　　手术当天禁止化妆　　当天出院时尽量不要单独开车

✦ 供区吸脂部位术后护理

1. 吸脂部位会注射肿胀液，手术后 24 小时会有轻微肿胀液伴随血水渗出，这是正常现象，医生会用医用棉布进行加压包扎，不必担心，24 小时后会逐渐缓解。可适当活动，促进肿胀液快速流出体内。

2. 在针眼处涂红霉素软膏，保持清洁干燥，千万不能沾水，避免感染。

3. 面部脂肪填充所需脂肪量虽说不大，但还是建议穿塑身衣。需在手术前准备好，术后第二天可穿上，以促进恢复。要选择松紧适度的塑身衣，使其保持一定的张力。

4. 塑身衣要坚持穿一个月（每天 24 小时穿着），第二、三个月可白天或晚上选择性穿。当然，穿的时间越长，塑形效果越佳。

5. 吸脂部位针孔一周后拆线。缝合线较细，可到院拆线或在当地选择专业医院进行拆线。

6. 拆线后 1~2 天可以洗澡，洗澡过程中不可用力揉搓吸脂部位。

供区吸脂部位术后注意事项

医生会用医用棉布加压包扎　　在针眼处涂红霉素软膏　　千万不能沾水

坚持穿一个月塑身衣　　一周后选择专业医院进行拆线　　拆线后 1~2 天可以洗澡

✦ 面部脂肪
填充术后
注意事项

1. 注射部位在痂皮脱落前需保持干燥，千万不能沾水，以防感染。痂皮需自行脱落，不可手抠，不然容易留疤，可每天用医用棉签蘸取生理盐水轻轻擦拭，之后涂上红霉素软膏 / 眼膏，以预防感染。

2. 不要对脸部进行挤压、按摩、热敷或冷敷，睡觉时保持仰卧位。

3. 术后一般无须口服止痛药，如对疼痛敏感，可酌情口服。术后需遵医嘱口服 3~5 天消炎药和消肿药。

4. 面部按摩仪等仪器需停用，生活美容及医疗美容项目（涉及面部及吸脂部位的保养）需暂停，两个半月后可恢复。

5. 三个月内不可减肥，尽量避免剧烈运动，以免影响脂肪成活率。可适度补充一些维生素 E，促进脂肪成活。

6. 不要吃辛辣刺激性食物，不要抽烟、喝酒、熬夜，避免吃较硬及难咀嚼的食物。

至于很多人问的，术后多吃海参、鲍鱼、鱼翅、燕窝等补品是否有助于恢复，我个人觉得有条件的可以吃，但目前没有临床证据证明这种方法能够提高脂肪成活率。

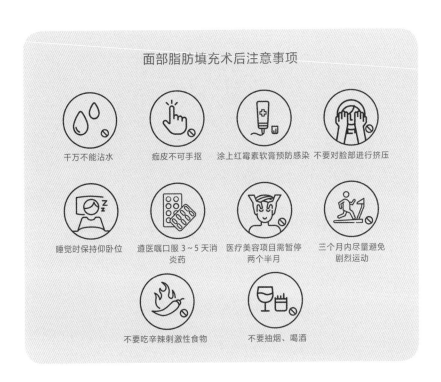

面部脂肪填充术后注意事项

千万不能沾水　　痂皮不可手抠　　涂上红霉素软膏预防感染　　不要对脸部进行挤压

睡觉时保持仰卧位　　遵医嘱口服 3～5 天消炎药　　医疗美容项目需暂停两个半月　　三个月内尽量避免剧烈运动

不要吃辛辣刺激性食物　　不要抽烟、喝酒

任何术式都不可能确保实现绝对完美的效果，但是自体脂肪填充无疑给广大求美者带来了新的选择。再次提醒大家，自体脂肪填充术若成功，效果非常好，但是它的成功有赖于以下几大因素：

1. 专业整形医师的高级审美观。
2. 术前科学系统的规划方案，合理利用脂肪。
3. 术中科学规范的操作。
4. 术后科学合理的护理。

注意务必选择正规医院或具有医疗资质的机构，因为一旦误入黑诊所，其不规范操作很可能导致结节、囊肿、感染，甚至若不慎将脂肪颗粒填充到血管，将引致失明、脑梗死等悲剧。

✦ 全脸脂肪填
充案例 1

术前分析： 这位女性求美者，23 岁，额头扁平、太阳穴凹陷、面颊凹陷、苹果肌不饱满、鼻部不立体、法令纹 / 鼻唇沟加深（凹陷）、下巴偏短，显老的同时，面庞还略显男性化。其实她的皮肤弹性良好，其面部凹陷并非衰老引起，而是由于先天性骨骼结构加之本人偏瘦导致的。

手术方案： 全脸脂肪填充。主要填充部位有额头、太阳穴、T 区、苹果肌、法令纹、面颊、鼻背、鼻头、鼻小柱、下巴。

手术过程中吸取腿部脂肪，去除血水后获得脂肪 115ml。采用棉垫法进一步提纯，最终获得高浓缩脂肪细胞 60ml。采用 1ml 的注射器精细注射到面部各个部位。

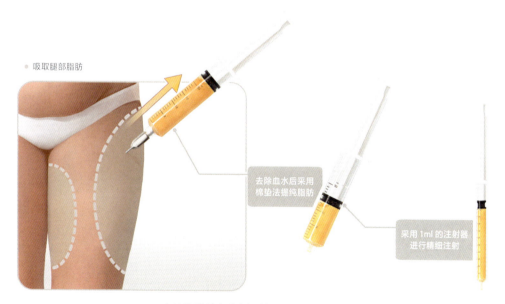

● 吸取腿部脂肪

去除血水后采用
棉垫法提纯脂肪

采用 1ml 的注射器
进行精细注射

全脸脂肪填充案例 1 的脂肪处理示意图

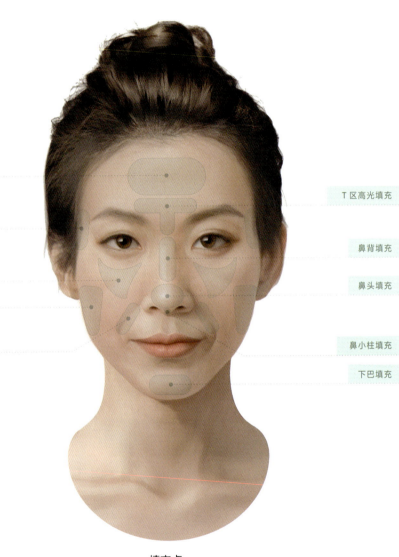

额头填充

太阳穴填充

苹果肌填充

面颊填充

法令纹填充

T区高光填充

鼻背填充

鼻头填充

鼻小柱填充

下巴填充

填充点

填充过程中注意女性面部设计，重点考虑高光点，打造素颜美颜肌。脂肪填充不是填充得越多越好，而是自然适量最佳。

整个手术过程在 1.5~2 小时。全脸共 10 个注射点，每一个部位，每一个细节都很重要。

术后效果：术后第一天面部轮廓清晰，有轻微水肿，肉眼可见的气色红润。术后 7 天，因双侧面颊在填充时做了韧带剥离，会有轻微青紫，面部轮廓自然，皮肤基底有一定的改善。术后三个月，脂肪基本成活定型，面部整体多了女性的柔美，同样是在美颜的情况下，皮肤也变得很透亮。

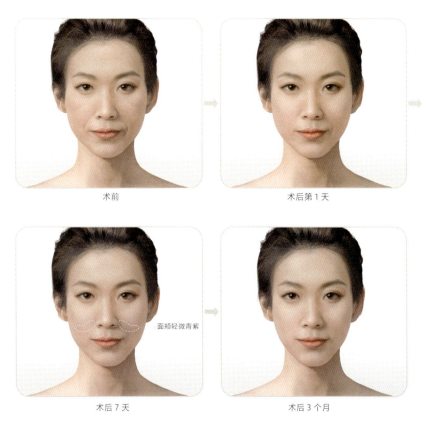

术前   术后第 1 天

术后 7 天   术后 3 个月

面颊轻微青紫

全脸脂肪填充案例 1 的术后效果

术前分析：这位女性求美者的情况是典型的面部衰老造成面部凹陷松垂。

面部脂肪垫萎缩，使得其太阳穴凹陷、泪沟明显、鼻基底凹陷、法令纹加深；苹果肌下移，造成面中部凹陷、面部高光点上移，显得颧骨比较突出。整张脸看上去显"大"，相比同龄人，整体更显老气。另外，鼻头有点儿塌，鼻背偏低，显得鼻子不够精致。

手术方案：填充太阳穴、眉间、海鸥线、泪沟、黑眼圈、苹果肌、鼻背、鼻头、鼻小柱、法令纹。

术后效果：术后第一天，太阳穴、眼周泛黄，有轻度瘀斑，属于正常现象，一周后会逐渐消失。三周左右脂肪逐渐成活，效果慢慢显现。太阳穴、苹果肌部位的填充，使面部高光点下移至苹果肌，高颧骨问题随之改善，外轮廓更加柔和；泪沟、法令纹部位适量填充塑形，让内轮廓更加饱满，同时采用纳米脂肪填充黑眼圈，整张脸的年轻态即刻显现；眉间、鼻背、鼻尖填充塑形，中面部突显立体感，鼻子也变得更加精致。

我们可以看到合理的面部自体脂肪填充，并不会让脸"变大"，相反，通过高光点的合理重置，能使脸看着更小，加上内轮廓的改善，整个面部也变得更年轻、更立体、更好看。

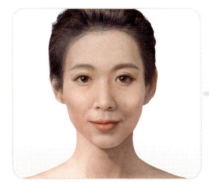

术前

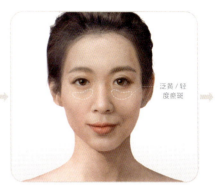

泛黄 / 轻
度瘢斑

术后第 1 天

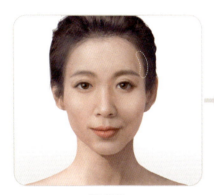

术后 14 天

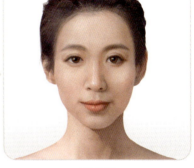

术后 22 天

全脸脂肪填充案例 2 的术后效果

吸脂塑形 ✦

吸脂术俗称抽脂，随着技术的发展，目前可以做到精细脂肪抽吸塑身，包括细针吸脂瘦脸（下颌缘吸脂）、去除蝴蝶袖（上臂吸脂）、重塑腿形（大腿环吸）、瘦小腿（小腿吸脂）、瘦腰（腰腹环吸）、提升臀部，甚至更加精细化的腹肌和人鱼线塑形。

吸脂术过程大概是这样的：术前站立位，整形医生会画线做术前设计，标记出需要吸脂的部位、范围、程度，然后通过手工或者机器将肿胀麻醉液注入标记区域的脂肪层，待局部肿胀满意后，再用合适口径的吸脂针抽出脂肪组织。我个人的手法是先抽吸深层脂肪，然后细针抽吸浅层脂肪，均匀扇形反复抽吸，这样可以在保证效果的前提下，使局部均匀平整。

在整个过程中，肿胀麻醉液至关重要，里面配有 0.04% 或者 0.06% 的利多卡因（这是浓度很低的配比，其他手术常用的局部麻醉用浓度为 0.5%），还加入了肾上腺素。配制好的肿胀麻醉液不仅可以起到局部麻醉的作用，消除吸脂术中及吸脂术后的疼痛，而且可以使脂肪层中的小血管收缩，使脂肪非常不容易进入血管，将脂肪栓塞的概率降到极低。

刚吸完脂肪皮肤可能会显得松弛，但是皮肤本身有一定的弹性，以及术后皮下组织和深层组织形成粘连，实际上会使得皮肤更加紧致（125kg 以上过于肥胖者除外）。

因此，吸脂术塑身的作用机制由两部分构成：一是脂肪数量的减少，二是皮肤与深层组织的粘连紧致。

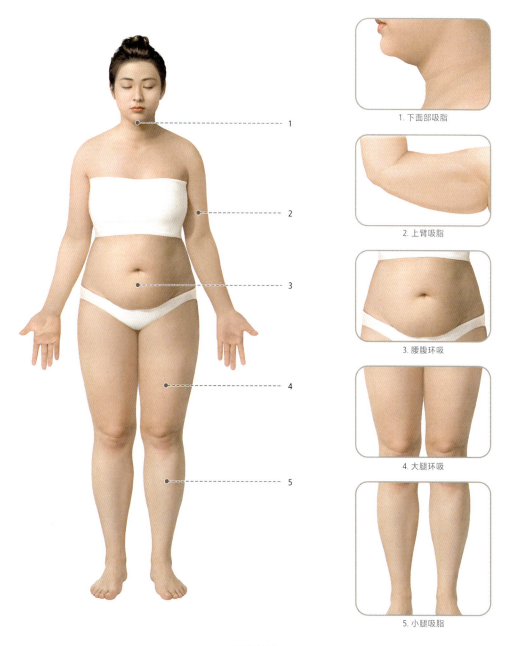

1. 下面部吸脂

2. 上臂吸脂

3. 腰腹环吸

4. 大腿环吸

5. 小腿吸脂

吸脂部位

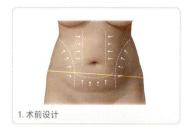

1. 术前设计

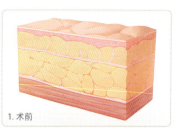

1. 术前

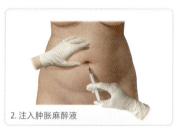

2. 注入肿胀麻醉液

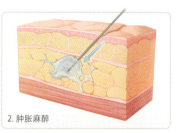

2. 肿胀麻醉

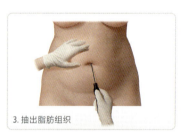

3. 抽出脂肪组织

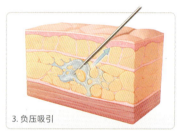

3. 负压吸引

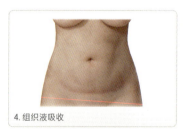

4. 组织液吸收

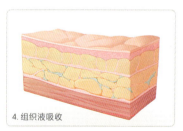

4. 组织液吸收

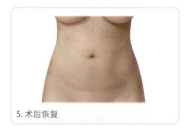

5. 术后恢复

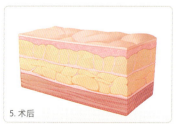

5. 术后

吸脂过程　　　　　　　　　　吸脂原理

大多数人认为肥胖的人才需要做吸脂塑身手术，其实这个观点不够准确。

每个人的脂肪分布千差万别，有的人并不胖，体重也不超标，但是整体看上去并不匀称，比如脸大、双下巴、手臂粗、蝴蝶袖、臀部下垂、腿粗等，减肥效果不佳。有些部位堆积的脂肪比较"顽固"，我们称之为"惰性脂肪"，光靠减肥几乎没有成效。

生活中很多女性抱怨："为什么我的小肚子和大腿内侧上的肉怎么减都减不下去？！"就是因为这些部位的脂肪比较"懒惰"。在减肥过程中，身体会优先减掉活跃的脂肪，而这些惰性脂肪无论用什么方法都减不掉。

特别是大腿特别粗的人会有一种困扰：抛开美观不说，走路时大腿内侧真的会摩擦。这种时候，吸脂术就比较合适。

现在吸脂术越来越精细化，对于不同部位，操作方式和操作器械是不一样的，比如吸脂针的长短、侧孔孔径的粗细、吸脂的负压大小等都是个性化的。这种精细化的操作既能保障吸脂瘦身以及体形雕塑的效果，又能最大程度避免凹凸不平等并发症的发生。

我经常会碰到一些求美者，尤其是女性求美者，把"减肥"挂在嘴边，似乎不提减肥就跟不上时代潮流了。

这些人基本可以分成三大类：一是肥胖或者脂肪过多堆积局部，确实需要减肥；二是体形正常，但局部略有瑕疵，需要调整；三是已经很瘦，但每每看到镜子里的自己都觉得无法容忍的肥胖，于是乎疯狂减肥，最后皮包骨头，这类人实际上是患上了一种叫作"体象障碍"的精神疾患，后续营养跟不上甚至会危及生命，需要尽早就医。

实际上，我认为女性美在于身材匀称、轮廓流畅、曲线自然，并不是越瘦越好。吸脂手术也不是比谁吸出的脂肪多，我认为吸脂手术更倾向于还原人体的曲线美。

对于减肥塑身这件事儿，我始终建议和提倡先做运动和饮食管理，管住嘴迈开腿，再考虑吸脂手术。

✦ 吸脂术前和术后的注意事项

吸脂术前的饮食和平时一致就可以，不需要特殊对待。在手术前后尽量保证清淡营养的饮食，如需要做静脉麻醉的话，术前需要禁食 12 小时、禁水至少 4 小时，如果是全身麻醉手术，则必须禁食禁水 8 小时以上，以防止术中、术后出现呕吐窒息，甚至引起生命危险。手术前进行血尿，以及胸透和心电图等常规检查。女性应避开月经期。手术前一天晚上好好洗个澡，因为术后几天不能洗澡。建议提前准备好塑身衣，有条件的最好量身定制，可调节松紧度为最佳，提前考虑吸脂部位吸脂后的尺寸，适当收紧。面部吸脂需准备颈颔套。

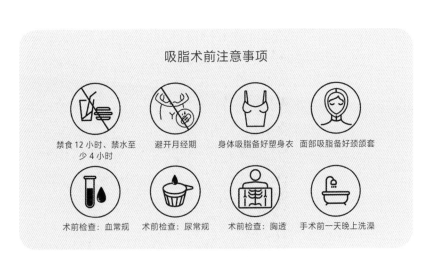

吸脂术前注意事项

禁食 12 小时、禁水至少 4 小时　　避开月经期　　身体吸脂备好塑身衣　　面部吸脂备好颈颔套

术前检查：血常规　　术前检查：尿常规　　术前检查：胸透　　手术前一天晚上洗澡

身体吸脂术当天为了防止肿胀和帮助排出渗液，吸脂部位加压包扎，术后第一天换药，并换上专业的医用塑身衣。术后第一天多走动，帮助排出渗液，1~2周后建议做瑜伽、慢走等柔和、拉伸运动。吸脂部位的针眼一般不缝线，如若缝线，术后7~10天拆线，拆线后可洗澡。吸脂后一个月内必须每天24小时穿着塑身衣，之后每天至少穿8小时，建议穿至少三个月，穿的时间越久，塑形效果越好。

身体吸脂术后注意事项

吸脂部位加压包扎

第一天多走动帮助排出渗液

一个月内每天24小时穿着塑身衣

7~10天后选择专业医院拆线

拆线后可以洗澡

1~2周后建议做些柔和的运动

面部吸脂术后注意事项

坚持佩戴颈颌套

保证手术部位干燥清洁

安静修养

不可热敷或冷敷

一个月内避免接触高温环境

一个月内避免剧烈运动

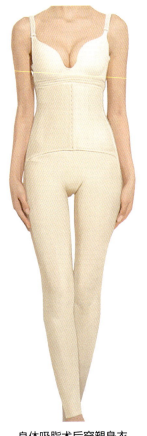
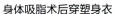

身体吸脂术后穿塑身衣

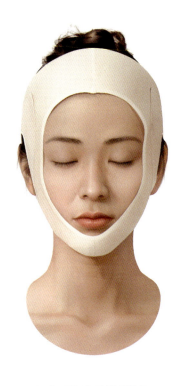

面部吸脂术后戴颈颌套

面部吸脂术后要坚持戴颈颌套。术后保证手术部位干燥清洁，局部不可热敷或冷敷，5天后可自行洗脸，尽量避开术区，同时尽可能减少活动，安静休养，睡觉时尽量采用半卧位。术后一个月避免揉挤按压面部，不要泡温泉、蒸桑拿，避免剧烈运动。

◆ 腰腹环吸案例

术前分析： 这位女性求美者生完宝宝之后，髂腰部脂肪堆积，臀部上方隆起，形成两个鼓包。从视觉上看变成上下宽、中间凹陷的方形臀，也就是我们平时说的"假胯宽"和"妈妈臀"。这里的脂肪属于惰性脂肪，靠产后锻炼、节食，很难在短时间内恢复玲珑的身段，穿裤子、裙子也遮不住。

这种情况可用吸脂术来塑形。

手术方案：腰腹环吸。

做腰腹环吸时，专业医生会考虑到伤口隐蔽和美观问题，在肚脐侧壁、阴阜两旁、臀沟上方开 4 个切口，这几个切口可以同时兼顾到妈妈臀以及腰线，且保证所有的切口在穿一条三角内裤的时候都可以遮住。

术后效果：吸出约 450ml 脂肪，术后臀腿比例协调，吸脂后皮肤也变得比之前紧致。

✦ 下面部吸
脂案例

术前分析：这位求美者面部脂肪较多，加上皮肤松垂，导致脂肪在下面部堆积，口角囊袋、双下巴明显，下颌缘和脖子几乎连在一起，看不到下颌缘。口角囊袋俗称"羊腮""嘟嘟肉"，是人的皮肤松弛下垂后，在口角下方、嘴巴边缘处凸起来的一块肉。随着年龄增长，皮肤越来越松弛，这块肉更加明显，脸也会变得越来越方，尽显老气。

一个人的五官无论多么精致，如果有双下巴，就会显得臃肿老气，而双下巴上的脂肪很难通过运动、节食减掉。通过吸脂术，把脂肪吸走，同时对下颌缘的流线做设计，效果会比较好。

手术方案：下面部吸脂，适用于面部轮廓改变、面颈部脂肪堆积整形和松弛皮肤提紧。在抽取了从未经过手术的浅层皮下脂肪后，可以使面颊下颌皮肤收缩，面部轮廓发生固定而持久的改变。

下面部吸脂包含三大块：一是耳屏到嘴角连线以下，可以处理口角囊袋及面颊部位的脂肪堆积；二是下颌缘，吸完后棱角清晰明显，露出少女线；三是颈部和下颌缘连接位置，重点是改善双下巴。

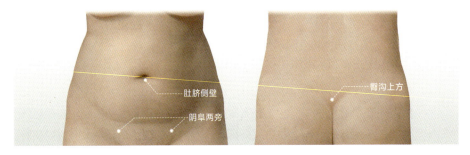

腰腹环吸切口位置

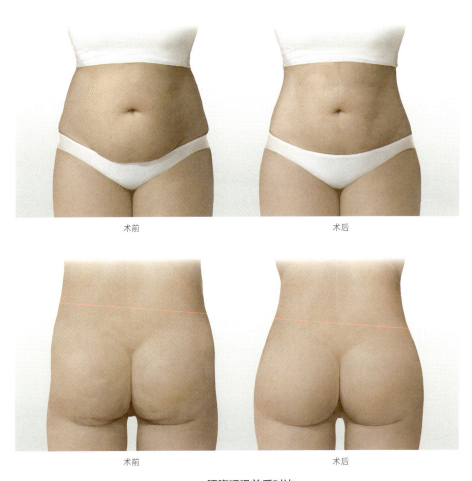

术前　　　　　　　　　　　　　　术后

术前　　　　　　　　　　　　　　术后

腰腹环吸前后对比

很多人关心面部吸脂手术的切口会不会很明显或是留疤？我们将手术切口设计在耳垂下缘皮肤褶皱处，这里有自然的皮肤褶皱，术后切口瘢痕会完全消失在褶皱里；这里又是位于整个手术区域最高、最后的点上，术后创面的瘢痕纤维向上方收缩，有助于面颊部轮廓变窄，下颌体积减小。仅一个切口就可以将一侧面颊下颌的脂肪抽吸出来，最大程度地保护皮肤完整。

术后效果： 术后即刻能看到堆积的脂肪明显减少，术后 5～7 天是组织水肿期，术后因皮下局部残留部分肿胀液或者创面渗血、渗液，会造成局部肿胀或者胀痛，一般 7～15 天会逐渐消肿；术后一个月左右会出现皮下瘢痕粘连，局部可能摸到一些小硬块儿，属于正常现象，瘢痕会逐渐软化。三个月后下颌缘清晰流畅。

至于吸脂的效果，一方面它有赖于医生的技术，另一方面，术后的护理也很重要。颈颌套可以将皮肤脂肪层固定在正确位置，对脂肪组织塑形有很大帮助，因此术后一定要遵医嘱戴好颈颌套。此外，虽然人体的脂肪细胞数量是固定的，但如果经常暴饮暴食或摄入高热量、高脂肪的食物，脂肪细胞体积就会变大，从而使效果大打折扣，因此吸脂后也要管住嘴。

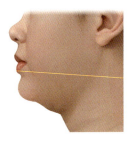

下面部吸脂术前图

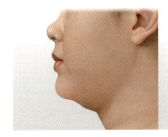

术前评估

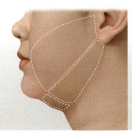

术中标记

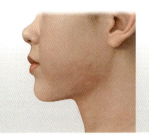

术后即刻

下面部吸脂术中示意图

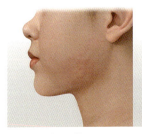

术后即刻

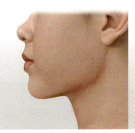

术后 5~7 天

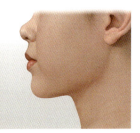

术后 15 天

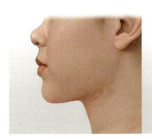

术后 1 个月

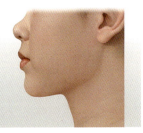

术后 3 个月

下面部吸脂术后变化汇总

眼部整形 ✦
——美丽的眼睛会说话

"两弯似蹙非蹙罥烟眉，一双似喜非喜含情目"，美丽的眼睛总是能够传递无声的信息。灵动的眼睛能为面容增添无限魅力，然而并非每个人天生就有一双美丽的大眼睛。而且，伴随着皮肤的衰老松弛，眼睛也无法保持原有的形态。抛开美丑不谈，眼睛问题甚至会影响视力，给生活带来困扰。为了解决这些问题，可选择通过眼部整形术来矫正。

眼部整形是整形外科中涵盖内容最丰富的领域之一。这里仅介绍医美领域目前常见的几个项目：双眼皮手术、切眉 / 提眉术、眼袋切除术，以及泪沟、黑眼圈、眼窝凹陷的改善。

✦ 如何获得
漂亮的双
眼皮

双眼皮手术是美容外科最常见的整形手术之一。据 Uchida 和邱氏统计，约有 50% 的东方人缺少上睑皱襞，也就是说亚洲人中有一半人天生单眼皮。双眼皮、大眼睛其实是高加索人种的眼形，如果你仔细观察中国古代的壁画、雕塑等就会发现，其中的女性形象都是单眼皮。随着审美的变化，现代人更加追求高加索人种的眼形，因此越来越多人通过手术的方式来改变单眼皮。

双眼皮手术，医学上称重睑成形术。其原理其实并不复杂，简单说，就是在上眼睑上形成一条横向皱褶。人的上睑大致分成两层：内层包含结膜、睑板、上睑提肌、上睑提肌腱膜；外层包含皮肤、眉毛。当皮肤与深层的睑板、上睑提肌腱膜形成连接（粘连），就会形成双眼皮。

双眼皮手术主要有切开法、埋线法和小切口法。

切开法又称全切法，是通过在上睑处做一个切口并且去除多余的皮肤和脂肪组织，然后进行缝合，形成双眼皮。

全切双眼皮手术的最大优势在于除去多余皮肤的同时，可以将多余的脂肪去掉，把双眼皮固定在理想的高度。同时，这种手术还可以解决眼睑存在的其他问题，例如肿眼泡、眼皮松弛下垂、睫毛内翻等。双眼皮的宽窄度也可以根据个人需求决定，效果稳固持久。

其缺点是手术比较复杂，对医生的技术要求高，创口大，恢复期长。要恢复到外形自然状态，至少需要 3~6 个月的时间。

埋线法不需要切开皮肤，而是把缝线埋藏于皮肤及睑板之间，形成粘连。

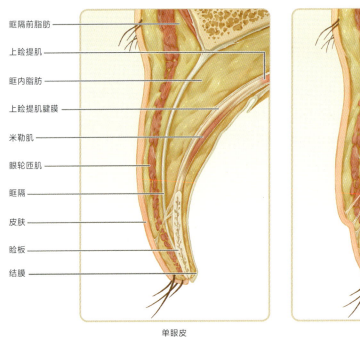
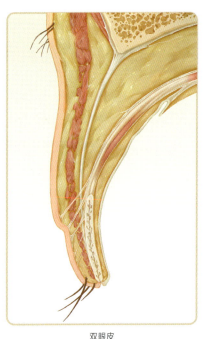

眶隔前脂肪
上睑提肌
眶内脂肪
上睑提肌腱膜
米勒肌
眼轮匝肌
眶隔
皮肤
睑板
结膜

单眼皮   双眼皮

单眼皮和双眼皮的结构示意图

埋线法操作简便，没有切口，创伤小，恢复快，对工作和生活的影响较小。因此，很多人都喜欢埋线双眼皮。然而，并非所有人都适合做埋线双眼皮手术。埋线法对眼睛基础要求比较高，适合眼皮脂肪少、比较薄、眼睑皮肤紧致且没有内眦赘皮的人，反之则不能。埋线双眼皮比较容易变浅变窄，效果维持时间较短，如果埋线脱落，可能会造成双眼皮变形或者消失。

小切口法结合了切开法和埋线法的优势。这种手术不需要做全切，只是在上睑做 3 ~ 6 个小切口，再将缝线固定在眼睑板上。其优势在于，手术切口小，恢复快，同时通过小切口可以去除多余脂肪，效果维持的时间比埋线法更长一些。

双眼皮手术采用局部麻醉，手术时间一般在 1 ~ 2 小时，手术过程轻度疼痛，不需要住院。全切双眼皮和小切口双眼皮在 5 ~ 7 天后拆线，埋线双眼皮甚至不需要拆线。全切双眼皮恢复自然状态需要 3 ~ 6 个月，而小切口双眼皮和埋线双眼皮需要 1 ~ 3 个月。

◆ 双眼皮手术有风险，选择需谨慎

双眼皮手术是所有美容外科手术中满意度最低的项目之一。主要有以下几个原因：

1. 眼睛在面部审美中占据首要地位。无论是在交谈中他人看着我们，还是我们自己看着镜子中的自己，首先被关注的都是眼睛，自然而然地，人们对眼睛上缺陷的容忍度也就更低。
2. 眼睛是成对器官，涉及对称性。"造物主"都没能把人类的左右眼造得完全对称，这对整形医生来说自然是巨大的挑战。
3. 眼睛是表情的主要传达器官，能获得这一殊荣是因为眼睛最灵动，因此双眼皮手术必须满足动态审美上的改善要求，这难度可想而知。
4. 许多求美者认为双眼皮手术简单，而不会认真研究手术和医生，甚至随便找个美容机构去做双眼皮手术。

双眼皮手术看似很简单，实际上并不是容易的事儿。

自己到底适合做全切、埋线，还是小切口？
新月型、开扇型、平行型……自己适合什么类型？
应该把自己的双眼皮做成宽的还是窄的？
需不需要开内 / 外眼角？
……

这些都是术前设计阶段需要考虑的问题。在我看来，充分的沟通、详尽的计划，排除与手术无关的干扰因素，是达到良好手术效果的先决条件。

不少有双眼皮手术意愿的人对手术存在一些误解，甚至被错误观念误导。在真实的门诊中，甚至有求美者曾说"双眼皮是特别小的手术，根本不存在失败一说"。说出这句话的求美者后来又去做了双眼皮修复手术，或许这种错误观念是造成其手术失败的根本所在。

不当的双眼皮手术操作可能导致各种后遗症，如双眼皮不对称、过宽过窄、有肉条感、疤痕增生、眼睛闭不上等。近年来，双眼皮修复手术的需求也大幅增加。双眼皮修复手术不仅价格贵，而且并非所有手术失败的双眼皮都可以修复。因此，如果你计划做双眼皮手术，但没有足够的时间做功课，建议去一家可靠的医院，咨询专业医生，认真听取医生的建议，尽量避免仅仅因为看到某张案例照片而匆忙决定手术，或要求医生仿照明星效果进行操作，这些想法往往是不靠谱的。

✦ 双眼皮手术要不要开眼角

很多人在做双眼皮手术时会纠结要不要开眼角。医学上将内眼角称为内眦，将外眼角称为外眦。开内眼角在医学上称为内眦赘皮矫正术。根据新加坡邱氏统计，约 50% 的东方人在内眦部有一条垂直向的，并部分掩盖

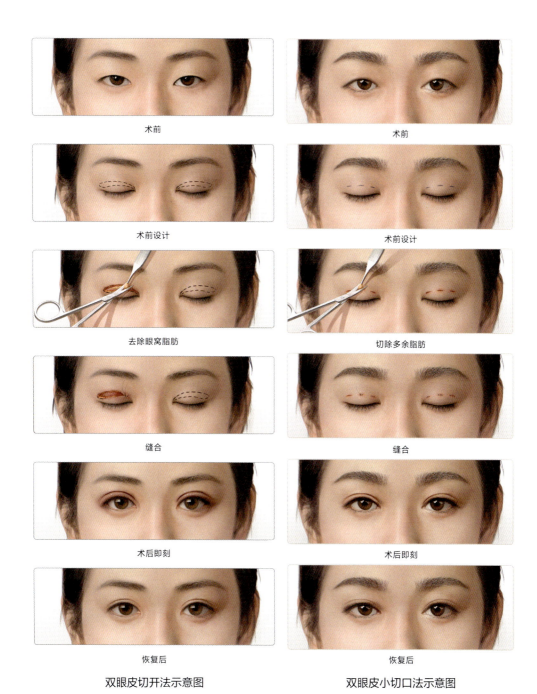

术前

术前

术前设计

术前设计

去除眼窝脂肪

切除多余脂肪

缝合

缝合

术后即刻

术后即刻

恢复后

恢复后

双眼皮切开法示意图

双眼皮小切口法示意图

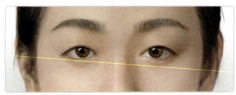

埋线前

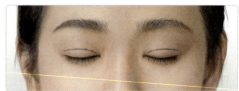

标记埋线位置

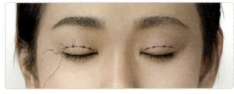

依次缝合

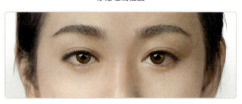

埋线后

双眼皮埋线法示意图

泪阜的皮肤皱褶或皮蹼，即内眦赘皮（epicanthus）。[1] 简言之，亚洲人半数都有内眦赘皮，只不过程度不一样。

是否需要开内眼角，取决于眼睛的基础形态。

根据《整形外科学》所列眼部美容学参考数据，一般认为两眼的内眦间距等于一只眼睛的长度为理想值，内眦圆钝，外眦成锐角比较好看。如果两眼的内眼角间距过大，或内眦赘皮严重，内眼角过于圆钝，可以进行开眼角手术。

需要注意的是，轻度的内眦赘皮可以和双眼皮手术一起进行，如果是中重度内眦赘皮，建议先做内眦赘皮矫正手术（开内眼角），术后恢复3~6个月再做双眼皮手术。中重度的内眦赘皮并不仅仅是皮肤过多的问题，而是由于皮肤垂直张力过大。如果同时进行两个手术，可能会影响术后效果。

---

1 王炜 . 整形外科学 [M]. 杭州：浙江科学技术出版社，1999: 985.

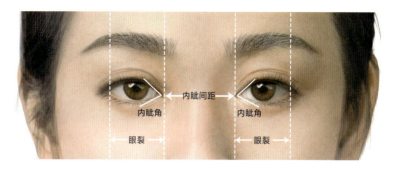

内眦间距示意图

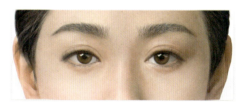

正常

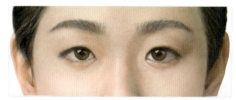

轻度内眦赘皮

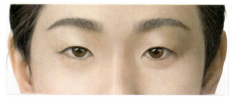

中度内眦赘皮

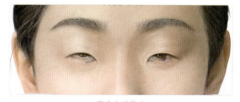

重度内眦赘皮

不同程度内眦赘皮

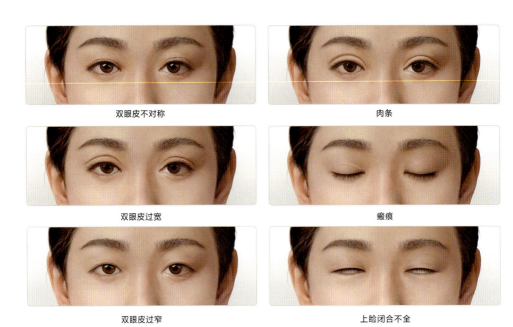

双眼皮不对称　　　　　　　　　　　　肉条

双眼皮过宽　　　　　　　　　　　　　瘢痕

双眼皮过窄　　　　　　　　　　　　上睑闭合不全

双眼皮手术不当后遗症

✦ 双眼皮手术术后注意事项

保持伤口清洁干燥，防止感染发炎。可每日用生理盐水对伤口进行清洁消毒。拆线之前，洗脸时注意避开伤口，不要打湿伤口，避免细菌感染而导致炎症，进而留下疤痕。拆线 24 小时后，伤口愈合良好的情况下可正常洗脸，注意动作轻柔，避免拉扯伤口。

术后尽量少看书、手机等，减少用眼时间，让眼睛充分休息。平时尽量避免低头，睡觉时注意垫高头部，禁止侧睡或趴睡，必须正面向上。这些不当的动作会压迫伤口，容易引起渗血。

加强眼部肌肉运动。术后去掉包扎纱布后，可以多做向上睁眼的动作，眼睛多往上看，可以促进眼睛周围肌肉力量恢复。

术后注意饮食尽量以清淡为主，少吃辛辣刺激性食物及海鲜，远离吃了可能会过敏的食物。

术后不要着急化眼妆或使用眼部护肤品，建议一个月后再化眼妆，避免伤口受到化学或重金属物质的污染而发炎。日常务必做好双眼皮伤口防晒，出门佩戴遮阳墨镜等物品，防止伤口黑色素沉淀。隐形眼镜、美瞳，建议术后一个月再佩戴。其他眼部手术或光电类项目，建议间隔 3~6 个月，等双眼皮效果初步稳定后再去做。

术后 72 小时内可进行冰敷以缓解肿痛，注意冰敷时可在纱布上放一层保鲜膜，防止打湿伤口。术后第四天起，可以进行热敷帮助消肿。

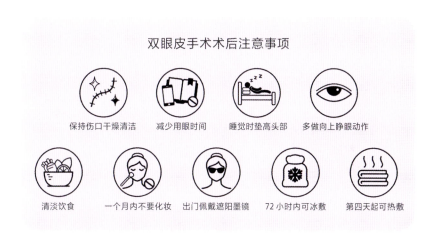

双眼皮手术术后注意事项

保持伤口干燥清洁　减少用眼时间　睡觉时垫高头部　多做向上睁眼动作

清淡饮食　一个月内不要化妆　出门佩戴遮阳墨镜　72 小时内可冰敷　第四天起可热敷

◆ 切眉 / 提眉
术和双眼皮
手术——
"眯缝眼"
"三角眼"
变美攻略

随着年龄的增长，很多人会发现自己的双眼皮变成单眼皮，或是原本的"杏核眼"变成"三角眼"。出现这种情况，说明上睑皮肤已经非常松垂。严重的上睑下垂不仅影响美观，还会让眼睛显得没有精神，长期进光量不足还会导致弱视，影响视力。此外，上睑下垂的人一般上眼皮肌肉力量弱，看东西费劲，常常需要抬眉，时间长了又会加重抬头纹。针对这种情况，就要做上睑皮肤松弛矫正手术来改善，有两种方式可选：切眉手术和双眼皮手术。

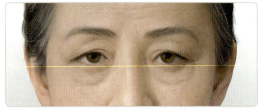

术前

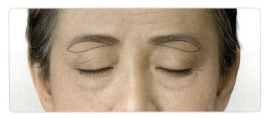

术前设计

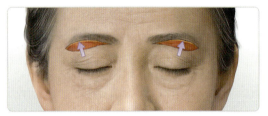

切开和切除皮肤

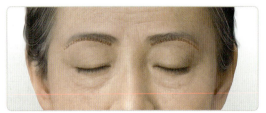

缝合

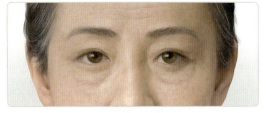

术后

切眉手术示意图

切眉手术又叫提眉手术，是在眉毛下缘做切口，去除多余皮肤，再进行缝合。切眉可以最大限度地去除多余皮肤，同时切口在眉下，疤痕十分隐蔽，文眉后几乎看不出。但眉眼距离特别窄的人不适合这种术式。

对于原本是单眼皮或者双眼皮形态不够理想的人来说，上睑下垂也可以通过双眼皮手术来矫正。做双眼皮的同时去掉多余皮肤，术后不只能改善上睑下垂，还顺便定制一款双眼皮。这种方式的缺点是术后肿胀和恢复时间相对较长，特别是年龄偏大的人肿胀期和恢复期会更长一些。因此对于年龄偏大、皮肤松垂较严重的人，一般建议选择切眉术。

✦ 眼周三件
套：泪沟、
眼袋、黑
眼圈

一般来说，女性从 25 岁起胶原蛋白开始流失，30 岁后流失速度加快，35 岁后进入流失高峰期。很多人第一次切实感受到胶原蛋白的流失，就是在眼周部位。由于眼部皮肤薄且敏感，再加上每天 1 万多次的眨眼动作和肌肉疲劳，眼部皮肤最早开始出现衰老的迹象，泪沟、眼袋、黑眼圈应运而生。

其中，黑眼圈尤其普遍。黑眼圈的形成既有遗传因素，也有后天因素的作用。大多数人的黑眼圈都是后天形成的，长期熬夜是现代大多数人黑眼圈形成的主要原因。眼周微血管较多，熬夜会使眼睑得不到休息，血管持续紧张收缩，引起眼圈皮下组织血管淤血和水肿，滞留下黯黑的阴影。这就是我们一般所说的血管型黑眼圈。熬夜黑眼圈一般呈青黑色，调整作息基本会得到改善。严重的可以通过注射人工合成材料例如胶原蛋白、熊猫针或者纳米脂肪来增加皮肤厚度，刺激胶原增生。

另外，皮肤老化也会导致黑眼圈的出现。随着年龄增长，皮肤老化会逐渐使泪沟出现、眼袋突出、眼睛下方出现阴影，形成结构型黑眼圈。要改善结构型黑眼圈，可以通过眼袋切除术来实现。这种手术会释放眶隔脂肪，并将脂肪填至泪沟，解决眼周凹凸不平的问题，从而改善黑眼圈的状况。

色素沉着也是形成黑眼圈的一大原因。如果经常晒太阳，且不注重防晒，就会导致黑色素堆积或者皮肤出现炎症、外伤等，进而出现色素沉着。另外，经常画眼线和涂睫毛膏，如果卸妆不彻底，部分深色的化妆品可能会渗透到眼皮内，导致色素沉着。这些最终形成色素型黑眼圈。激光疗法是针对色素型黑眼圈比较有效的方式。

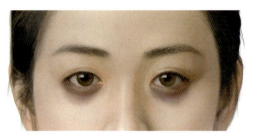

血管型黑眼圈
颜色为青色、紫色

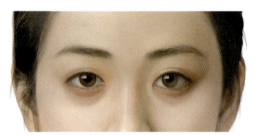

色素型黑眼圈
颜色为棕色、咖啡色

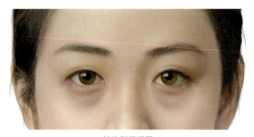

结构型黑眼圈
泪沟、眼袋形成的阴影

黑眼圈类型示意图

以上三种是比较常见的黑眼圈类型，还有一些黑眼圈可能跟疾病有关，比如患有慢性肝病、慢性胃病、心脏疾病等，也会出现黑眼圈。如果怀疑自己是病理性黑眼圈，建议尽早去正规医院眼科就诊，进一步检查具体原因。

眼周区域是血管丰富的区域，不管需要改善何种类型的黑眼圈，都应去正规医疗机构进行咨询和治疗，不要盲目自行使用美容产品或轻信没有医疗资质的美容机构。

黑眼圈通常还会伴随着泪沟一起出现，泪沟是一种自然凹陷，位于下睑和眶缘的骨头之间，从内眦向外延伸到下睑外侧，接近瞳孔的中线位置。泪沟是天生的，在年轻时往往不明显，随着年龄的增长，皮肤老化后逐渐显现。不过，也有小部分人先天泪沟就比较明显。

明显的泪沟会让人看起来疲惫不堪，老态毕现。那么该如何解决这个问题？目前常用的方法有三种：进行眼袋切除术的同时做眶隔释放；人工合成材

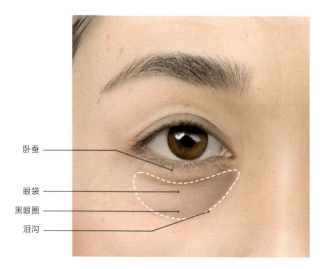

卧蚕

眼袋

黑眼圈

泪沟

泪沟、眼袋、黑眼圈示意图

料填充，比如胶原蛋白、嗨体熊猫针等；自体脂肪填充并进行韧带剥离。

✦ 显老的眼袋怎样才能改善

"没眼袋吴彦祖，有眼袋苏大强！"眼袋是眼周三件套中最让人头疼的问题，黑眼圈和泪沟还可以用高超的化妆术进行遮盖，眼袋是怎么遮都无法掩饰。眼袋的形成主要与年龄和生活习惯相关，它的出现说明下睑皮肤出现退行性改变，意味着眶周区域开始老化。此外，也有部分人的眼袋属于遗传性眼袋。

眼袋问题一直以来都是面部年轻化治疗中最常见的挑战，有多种方法可供选择。在眼袋消除方面，目前常见的方式包括光纤融脂、黄金微针、热玛吉、钻石超塑和眼袋切除术等。

光纤融脂是通过打孔，将光纤深入皮下，融掉眶隔中多余脂肪。这种技术要求医生具有非常高超的操作技巧，因此建议在选择时慎重考虑。

很多眼袋都是由于下睑皮肤松弛形成，通过紧致提升皮肤也可以达到改善的效果。黄金微针、热玛吉、钻石超塑就是通过紧致皮肤来改善眼袋和下睑细纹。这些方法的优势在于不用手术，相对微创。

眼袋切除术分为内切和外切。内切是从眼睛的结膜入路，切口在内侧，损伤小，外面不留疤，适合皮肤紧致的人。外切是从睫毛下缘做切口，在切除脂肪的同时还要切除多余的皮肤，适合下睑皮肤松弛、皱纹较多的人。

每台手术中，都涉及众多细节的处理。眼袋切除术是面部年轻化治疗最常见的手术，但做好并不容易。眼袋切除术需要同时解决脂肪囊袋、泪沟和皮肤松弛这三个方面的问题，既要保留"卧蚕"的特点，又要处理好肌肉和皮肤之间的平衡和自然过渡。术后切口比较明显，或出现一条明显的棱，就是因为没有处理好肌肉和皮肤之间的自然过渡。细节的把控方见真功夫！

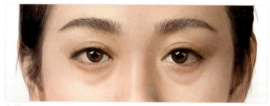
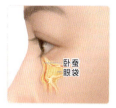

术前

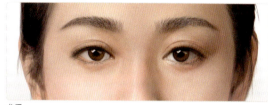
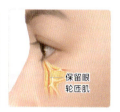

术后

卧蚕眼袋

保留眼轮匝肌

眼袋切除术要注意保留眼轮匝肌

在眼袋切除术中，保留眼下部分的眼轮匝肌（即肌肉）非常重要，这样可以避免术后眼下无组织，平平的就不好看了。同时还可以避免术后的眼睑外翻。消肿后，卧蚕也会更加明显，更显年轻。

无论选择哪种方法，都需要结合自己眼袋形成的原因以及严重程度来选择适合的治疗方式，建议在专业医生的指导下进行治疗选择。

✦ 一个人的
眼袋能割
几次

从理论上讲，眼袋切除术并没有次数限制，但是不建议反复切除眼袋。这是因为眼周皮肤薄，在多次手术后，皮下组织容易产生粘连和瘢痕，手术难度增加，同时也会影响美观。

一般情况下，一个人可以做两次眼袋切除术：年轻时做内切眼袋，年龄大了以后做外切眼袋。内切眼袋，不留疤，适用于眼周皮肤紧致的情况，不需要切除皮肤。外切眼袋，适用于年龄偏大、眼周皮肤松弛的人，在切除眼袋脂肪的同时切除部分多余皮肤。

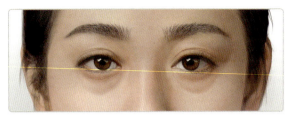

术前

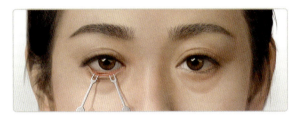

于下睑内侧结膜处做切口

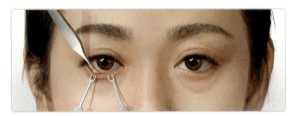

剥除多余脂肪组织

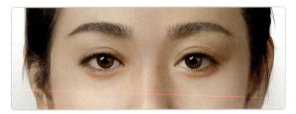

术后即刻

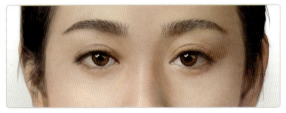

恢复后

眼袋切除术内切法

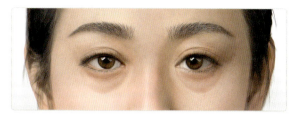

术前

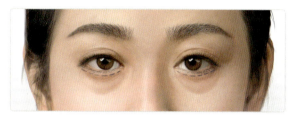

睫毛下缘 1～2mm 处做外切口

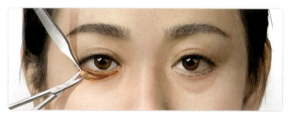

剥除多余脂肪及皮肤组织

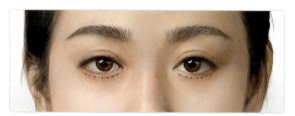

术后即刻

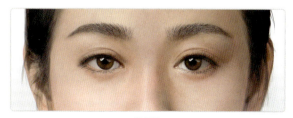

恢复后

眼袋切除术外切法

做一次眼袋切除术，如果术后得到适当的护理并养成良好的生活习惯，可以维持 5~10 年，甚至更久。但是，如果术后经常熬夜，作息不规律，残余的脂肪仍然可能膨大或疝出，并伴随下睑皮肤松弛，又形成眼袋，这时可以考虑再次手术去除。

✦ **你到底是深眼窝还是眼窝凹陷**

众所周知，欧美人的眼窝深邃而有神，但为什么亚洲人的深眼窝会显得老相呢？

其中的关键在于眉骨。东方人通常眉骨低平，与眼球处在同一水平线上。当上睑凹陷时，眼球就会突出，显得憔悴和老相。相反，欧美人的眉骨高点是高于眼球的，再加上深眼窝的存在，给人以立体美感。所以对于大部分东方人来说，眼窝凹陷并不是"欧化"，而是老化。

那么，为什么眼窝会凹陷？这可以分为先天因素和后天因素两大类。先天性眼轮匝肌肥大和眼睑内有较多色素是遗传因素导致的，这种情况下，眼睛周围会呈现深灰色，显得眼窝较深。而后天最常见的因素就是熬夜、用眼过度以及自然衰老。随着年龄增长，眼周脂肪、组织逐渐减少，肌肉纤维逐渐老化，呈现出"落日现象"，即眼球后缩、上睑凹陷的衰老状态。

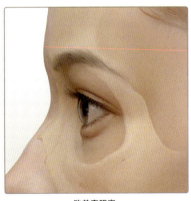 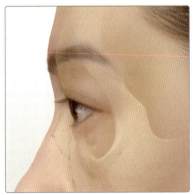

欧美裔眼窝 　　　　　　　　　　亚裔眼窝

欧美裔眼窝与亚裔眼窝对比

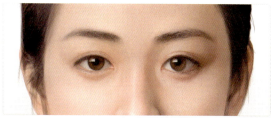

年轻眼窝

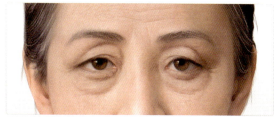

衰老眼窝

年轻眼窝与衰老眼窝对比

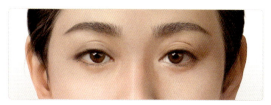

轻度

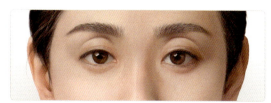

中重度

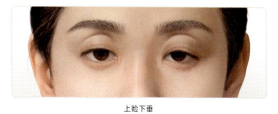

上睑下垂

三种程度的眼窝凹陷

要改善眼窝凹陷，恢复眼部丰满，有三种方式。

1. 针对轻度的眼窝凹陷，比如上睑脂肪少，上睑皮肤贴在眼球上，我们会看到上睑皮肤呈现出多层眼皮。针对这种情况，我们可以采用全切双眼皮的方式，来增加上睑皮肤的饱满度，进而改善眼窝凹陷。

2. 对于中重度的眼窝凹陷，如已经能明显看到睑颊沟了（即眼眶很明显），眼球较之前突出来了，这时候去皮只能解决部分凹陷的问题，最好分步解决，先做去皮手术，后续再用小颗粒脂肪或胶原蛋白填充。胶原蛋白填充方便快捷，但效果维持时间有限。自体脂肪因其成活率的固有限制，需要少量多次填充，但效果满意度很高。

3. 针对上睑肌力明显不足，眼皮已经遮挡眼球的情况，可以通过上睑下垂矫正手术（CFS 技术）进行矫正。

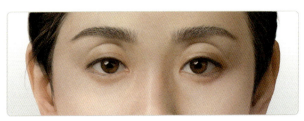

治疗前

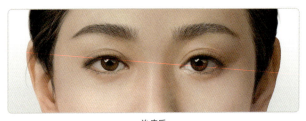

治疗后

中重度眼窝凹陷治疗前后

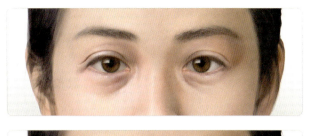

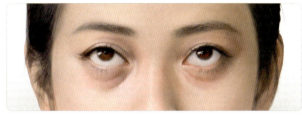

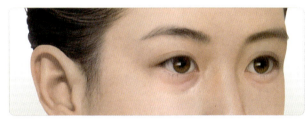

眼袋切除术失败案例

◆ 眼袋切除术
　　失败案例

这位求美者在找我面诊之前，因为着急找工作，所以匆忙选择了一个没有医疗资质的美容机构做了内切眼袋手术。然而，术后 5 个月，她发现下睑凹陷严重，希望找到修复的办法，同时也想改善黑眼圈。

这位求美者的情况就是由于做眼袋切除术时脂肪去除过多，导致凹陷严重，尽管从图上看可能不太明显，但实际上非常明显。

总结：眼袋切除术并不意味着将眼袋位置的脂肪完全去除，而是需要做到精细化去除眼袋的脂肪含量，精确把握求美者的眼睑位置的情况，才能完美解决眼袋问题。

术前分析： 这位求美者眼袋非常明显，由突出的脂肪团、松弛的多余皮肤以及泪沟或睑颊沟组成。

手术方案： 针对这种类型的眼袋，内切眼袋手术无法达到理想效果，必须进行外切眼袋手术和眶隔释放。在手术中，我们将取出的脂肪提纯处理后填至泪沟，同时去除适量皮肤。在进行去皮时，需要注意把握去皮的量，一方面避免手术后皮肤堆积，更显衰老，另一方面也要避免去多了造成下睑外翻。

术后效果： 术后即刻效果显著，眼部肌肤变得平整。

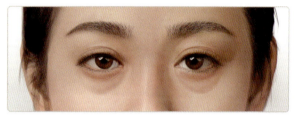

术前

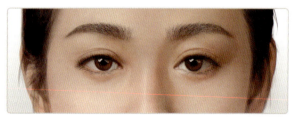

术后

外切眼袋手术前后

术前分析： 这位求美者存在泪沟、黑眼圈以及眼袋问题。

手术方案： 通过切断泪沟的皮肤韧带，并在眼轮匝肌下填充微小颗粒脂肪，以及皮下注射纳米脂肪，可以达到改善黑眼圈的效果。需要特别注意的是，纳米脂肪的效果通常在三个月后显现出来。

术后效果： 术后即刻稍有肿胀，带有针眼痕迹。术后两周，可以看到泪沟消失了，眼部轮廓变得平整，黑眼圈有所改善。还需要一定时间使脂肪干细胞成活并为眼部提供营养。术后半年，平整度、色泽改善显著（注：图中部分效果得益于化妆遮瑕）。

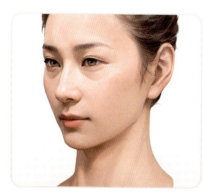

术前

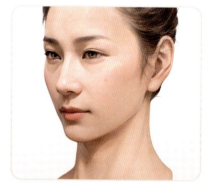

术后即刻

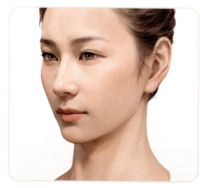

术后两周

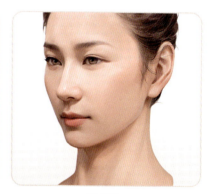

术后半年

"纳米脂肪"治疗黑眼圈和泪沟的术后效果

鼻部整形 ✦
——面部一枝花，全靠鼻当家

鼻子处于面部中央，高挺的鼻子最能体现面部立体感。如果鼻子的外形与眉眼、脸形不协调，很容易成为引人注目的"焦点"，也就不难理解为什么很多人会说"面部一枝花，全靠鼻当家"。

鼻部整形就是通过对鼻子山根（鼻根）、鼻背、鼻翼、鼻头、鼻小柱、鼻基底等部位进行调整，从而改变鼻子形态，增强面部立体感。

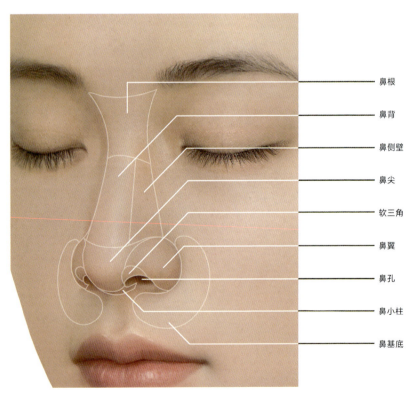

鼻根

鼻背

鼻侧壁

鼻尖

软三角

鼻翼

鼻孔

鼻小柱

鼻基底

鼻部结构图

鼻子好不好看，侧颜美不美，鼻唇角起着重要作用。

鼻唇角是指鼻下点与鼻小柱点连线和鼻下点与上唇突点连线的前交角。角度过大，鼻孔可能会外露，也就是通常所说的朝天鼻。角度过小，鼻尖就会延长且下垂，显得上唇突出。一般来说，鼻唇角在 85°~125°之间都属于正常范围。

所谓的"黄金角度"并不是所有人都适用，而是要根据每个人不同的面部特征以及整体气质来确定更精确的角度。

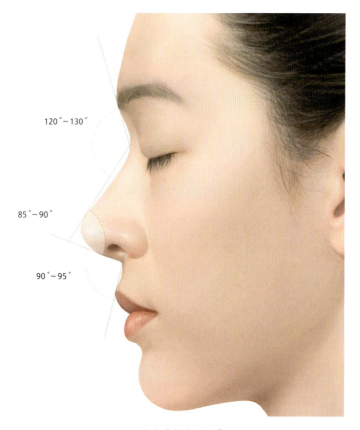

120°~130°

85°~90°

90°~95°

鼻部"黄金角度"

在亚洲地区，隆鼻手术是最常见的鼻部整形手术，为什么那么多人热衷于隆鼻？主要原因是东方人的鼻子通常山根低、鼻背较宽、软骨较薄弱、鼻梁比较塌、鼻尖和鼻翼较圆钝、鼻小柱后缩，导致面部立体感不足。隆鼻手术通过植入适当材料，不仅可以改变鼻子的高度和形态，还可以改善轻度歪鼻、鞍鼻和驼峰鼻等状况。

歪鼻是由先天或后天外伤引起的鼻骨歪斜，根据歪斜方向，可以分为 C 型、S 型和侧斜型。

鞍鼻表现为鼻梁骨性和软骨部分向内凹陷，形状像一个马鞍，鼻尖上翘，鼻孔朝前。鞍鼻多为鼻骨发育不良造成。

驼峰鼻也叫大鼻子或鹰钩鼻，轻度驼峰鼻只是在鼻梁上有一个棘状突起，像一个小山峰。重度驼峰鼻鼻梁宽大，棘状突起明显，鼻尖过长且向下弯曲，形似鹰嘴，又叫鹰钩鼻。

隆鼻手术常用的材料有许多种，如玻尿酸、纤维脂肪、硅胶、膨体、超体、肋软骨、耳软骨等。那么，到底使用哪种材料最好、最安全？

玻尿酸和纤维脂肪只能用于鼻背和鼻小柱的注射填充，且对鼻子有一定的基础要求。玻尿酸注射方便快捷，基本无恢复期，但是会被吸收分解，需要多次注射，可能导致鼻背变宽。纤维脂肪取自求美者自身，不会有排斥反应，成活后一直存在，效果更自然，且维持时间长。但是，纤维脂肪需要从体内提取，会造成一定的创伤，并需要恢复期。

硅胶、膨体、超体、肋软骨、耳软骨适用于鼻综合手术。硅胶长期使用可能会形成包膜挛缩，导致鼻头越来越翘，把鼻尖顶得越来越薄，鼻孔外翻，甚至在特定角度下出现透光现象，这种现象也叫丁达尔现象。

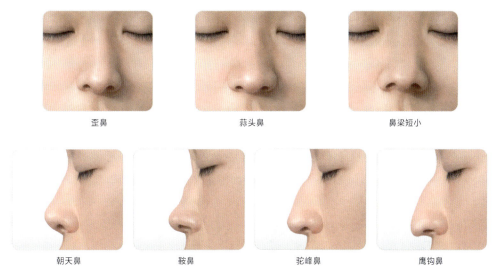

歪鼻　　　　　蒜头鼻　　　　　鼻梁短小

朝天鼻　　　鞍鼻　　　驼峰鼻　　　鹰钩鼻

几种常见的问题鼻形

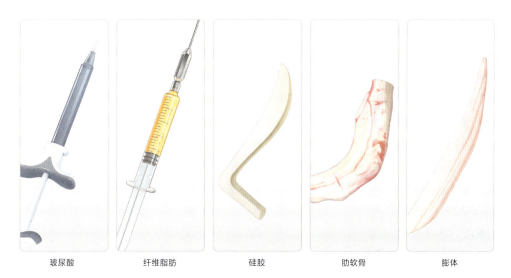

玻尿酸　　　纤维脂肪　　　硅胶　　　肋软骨　　　膨体

几种常见的隆鼻材料

膨体比硅胶柔软，它的微孔设计使组织可长入材料内，远期固定效果较好。但膨体在植入时难免会带入少量鼻腔常驻菌群，留在孔内，当自体免疫力差时，可能会造成迟发性感染。超体则可以看作硅胶和膨体的结合体，其本质上仍是硅胶，只是在硅胶基础上增加了膨体的微孔构造。

耳软骨、肋软骨取自求美者自身，质地与原鼻部软骨最为接近，术后出现排斥反应、感染、外露等并发症风险明显低于其他材料。但术中支架雕刻形态不佳或搭建不稳定会影响术后效果，且供区创伤大，会留下瘢痕。

目前的鼻综合手术也会在假体周围包裹一些自体组织，比如筋膜、纤维脂肪等，使整体的效果更自然。

纵观鼻部整形发展史，目前为止，没有哪一种术式或者材料可以说是完美的。每种材料都有其优缺点，没有最好、最安全的，只有相对成熟和适合个体需求的。因此，在考虑隆鼻手术时，应根据个人情况和需求，与专业医生进行充分沟通后再选择。

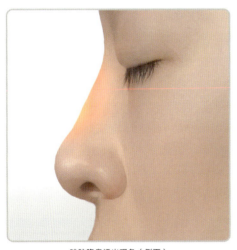
硅胶隆鼻透光现象（侧面）

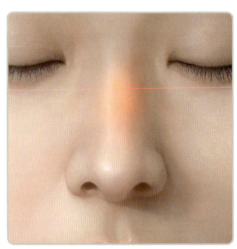
硅胶隆鼻透光现象（正面）

硅胶隆鼻的丁达尔现象

◆ 隆鼻手术和
鼻综合手术
怎么选

回顾鼻部整形的历史，一二十年前，隆鼻手术相对简单。常用的方法是通过在鼻黏膜内侧放置一个 L 形硅胶假体，让硅胶一直顶在鼻尖位置。然而，随着时间的推移，鼻尖可能会发生变形，甚至出现硅胶溢出的情况。后来，韩国整形医生郑东学提出使用肋软骨进行隆鼻的方法，取得了较好的效果，全肋鼻逐渐流行起来。

然而，全肋鼻也慢慢暴露出一些问题。由于肋骨本身有一定的硬度，长时间压迫鼻头可能会导致鼻头变低。此外，肋软骨本身是弯的，虽然手术中使用了各种方法矫直，但时间长了仍然可能变弯。

目前被大多数整形医生认可的是半肋鼻，它实际上是人工合成材料和自体材料的结合。鼻假体的材料、形状都是固定的，会受重力的影响而下移，单纯的假体并不能做出漂亮的鼻尖，所以需要肋软骨或耳软骨的帮助与保护。半肋鼻用人工合成材料做鼻梁，并在周围包裹一层筋膜来增加组织厚

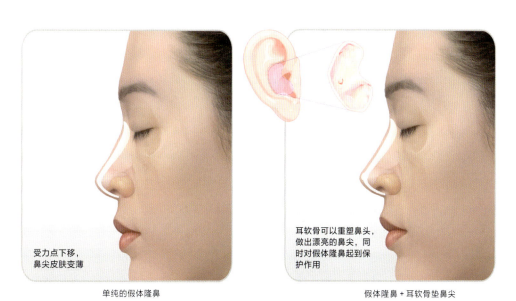

受力点下移，
鼻尖皮肤变薄

单纯的假体隆鼻

耳软骨可以重塑鼻头，
做出漂亮的鼻尖，同
时对假体隆鼻起到保
护作用

假体隆鼻＋耳软骨垫鼻尖

假体隆鼻结合耳软骨垫鼻尖

度，且术后不易显形。采用肋软骨或耳软骨作为鼻尖的支撑结构，可以有效提升鼻尖高度，显著改善鼻头太低、太圆的缺陷；同时，还可以延长鼻尖，改善鼻孔朝上、外露过多的缺陷；此外，它对假体隆鼻起到保护作用，有效预防硅胶假体因重力下坠可能导致的鼻尖皮肤变薄的情况。

简而言之，单纯的隆鼻手术是通过在鼻部填充材料来垫高鼻梁，而鼻综合手术除了垫高鼻梁，还要根据个人面部轮廓及需求对鼻翼软骨位置、角度、形态、鼻头高度、鼻翼宽度等进行适当调整，可谓"量身定制"一个鼻子。如果你的鼻头、鼻梁很漂亮，基础条件不错，只是山根低，可以选择做玻尿酸或纤维脂肪填充。但如果鼻子基础条件不好，又希望全面改变鼻子的基本结构，那么鼻综合手术则更适合你。

◆ 纤维脂肪隆
鼻：全新术
式打造自然
"妈生"鼻

很多人对自己的鼻子不满意，直接要求做鼻综合手术，这种想法和观念并不正确。并不是所有人都需要做鼻综合手术，也不是鼻梁越高、鼻尖越翘就越好看，鼻部整形成功的关键在于与自身面部五官和整体轮廓的协调性。举个例子，不少求美者觉得自己的鼻头肥大，便坚持要做鼻头缩小手术。实际上，他们所谓的鼻头肥大并不符合整形外科学中的定义。这往往是因为山根较低或者面部轮廓较窄，从而显得鼻子大。

这种情况可以通过对面部其他部位进行调整来改善，比如说填充纤维脂肪或玻尿酸，抬高山根、鼻梁，提升立体感，同时对鼻基底、鼻小柱进行填充。鼻基底和鼻小柱如同柱子一般，可以将鼻头撑起来，这样鼻头在视觉上也能显得更秀气一点儿。

如果你的鼻头的确符合整形外科学定义的鼻头肥大，那么目前还没有特别好的解决办法，只能通过鼻头缩小手术来解决。

纤维脂肪隆鼻，是将自体抽出的脂肪，分离出纤维脂肪，再进行加工处理，用于鼻部填充。纤维脂肪隆鼻是我在做面部脂肪填充手术中发现和完善的一种方法。纤维脂肪硬度相对较高，填充面部容易发生结节。以前我在做面部脂肪填充时，会将分离出的纤维脂肪直接丢弃，后来我发现纤维脂肪经过加工处理后，在避免结节的同时还能够保持一定的支撑力，在改善山根低、鼻梁低平、鼻头较高、轻度驼峰鼻和歪鼻等方面，效果确切。与其他方式相比，纤维脂肪隆鼻不会产生免疫反应和排斥反应，不需要取自体软骨，不需要假体支撑，也不用担心玻尿酸导致的鼻背变宽等情况。纤维脂肪成活后不会被吸收代谢，效果持久，安全可靠，性价比高，是非常好的鼻部整形材料。

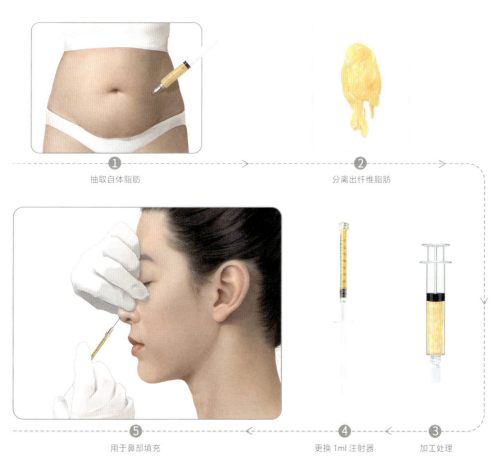

① 抽取自体脂肪　　　　　　　　　　　② 分离出纤维脂肪

⑤ 用于鼻部填充　　　　　　④ 更换 1ml 注射器　　　③ 加工处理

纤维脂肪隆鼻示意图

◆ 美人鼻必备 "海鸥线"

在纤维脂肪隆鼻过程中，"海鸥线"的打造是让鼻子变得更加漂亮的关键。我个人定义的"海鸥线"，就是下图所示眉毛上方的这条横线和鼻梁连接的位置，也可以理解为 T 区高光线。很多人在化妆时会特别注意面部高光区和阴影区的修容，目的就是让整个面部看起来更立体精致。清晰流畅的面部线条，会让一个人的五官无论是在静态还是动态时，都美得自然。

在纤维脂肪隆鼻手术中，首先在两边眉弓的位置以及眉弓向上 2cm 的位置填充纤维脂肪或人工合成材料，让其变得更加清晰。然后，塑造两边眉弓和鼻侧连接的清晰弧线。这个形状就像是飞翔的海鸥！高挺的鼻子都有这样的特征，既突显鼻形，又让五官看着更加精致紧凑。术后化妆时，你会发现 T 字区的轮廓更加清晰，这让化妆更顺手，画起来更轻松。即便是"手残星人"，也能轻松上妆！

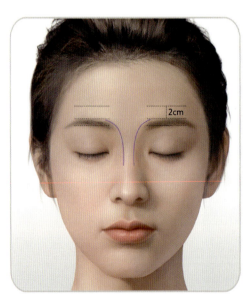

填充区域：两侧眉弓及眉弓向上 2cm，
两侧眉弓和鼻侧连接的"海鸥线"

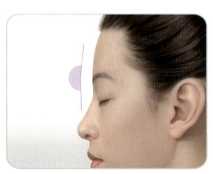

术前

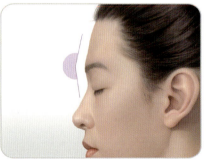

术后

"海鸥线"脂肪填充

近几年，线雕隆鼻已成为备受瞩目的鼻部整形项目。很多人之所以选择线雕隆鼻，是因为其作为一种微创整形技术，为那些希望进行鼻部整形手术但对人工填充物注射或假体、肋骨隆鼻所带来的创伤和较长恢复期心存顾虑的求美者提供了理想的选择。

线雕隆鼻，顾名思义，就是通过"线"进行"雕"刻塑形。"线"是指硬度比较高、比较粗的可吸收蛋白线，"雕"是指通过线穿刺，在鼻部组织提拉塑形。线雕隆鼻术后，鼻尖缺乏保护，植入时如有线头露出皮肤，可能导致鼻尖出现发红或发黑的现象。原因就在于线材与鼻尖皮肤的接触面积小，从而在局部产生了极大的压强，而鼻尖皮肤持续受到线材的顶压，就

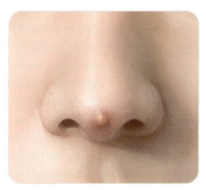
感染初期

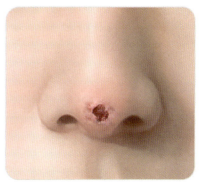
加重破溃

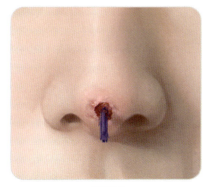
线体穿出

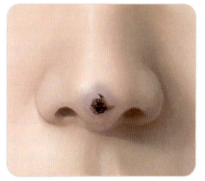
皮肤坏死

线雕隆鼻并发症

出现了鼻尖突起的现象。在症状初期，可能会被误以为鼻尖长痘，但这实际上是感染前兆。随着感染进一步加重，最终可能导致皮肤破溃。

一旦出现这种情况，只有将所有缝合线人工去除，才会逐渐好转愈合。如果鼻头感染发红时没有得到正确处理，皮肤破溃面积则会扩大，最终导致植入的线体穿出鼻尖，甚至发生鼻尖皮肤坏死的情况。因此，我个人不建议求美者选择线雕隆鼻。

✦ 注意!

对于鼻部整形，无论用什么材料，选择哪一种术式，一定要在正规医院或具有医疗资质的机构，选择专业的医生进行手术。

✦ 鼻部整形手术术后注意事项（假体隆鼻或鼻综合）

术后为压迫伤口以减轻疼痛、预防细菌感染，会在鼻腔内放入止血棉或止血纱条。这些止血材料通常会在术后第二天医护人员换药时取出，不要自行取出，避免造成鼻腔肿胀流血。

术后第一天，有手术切口的鼻孔可能会有血水渗出，属于正常情况，不用担心，可用消毒棉签轻轻擦拭。术后当天不可吃过热的食物，容易引起伤口渗血增多。如果突然出现大量出血或者严重鼻塞，需立即复诊。术后第一天在睡觉时要垫高头部或采取半卧位休息，有利于血液循环。

术后会出现不同程度的肿胀，一般在 4 天后开始消肿，必要时可使用消肿药。术后前三天可进行冰敷以减轻肿胀。额头、眉心及两颊位置均可冰敷，注意冰敷时避免重压，可用干净纱布包裹冰敷袋，防止伤口沾水或冻伤，时间为每次 15 ~ 20 分钟。为预防感染，术后可根据情况口服或静脉注射 3 ~ 5 天抗生素。

术后一周可用碘伏或生理盐水轻轻擦拭鼻孔。术后一般 7 天拆线，拆线前尽量保持伤口处干燥清洁，拆线 48 小时后才可洗脸碰水，洗脸时，请勿用力搓揉，注意动作轻柔。

术后会在鼻梁处粘贴胶带或戴固定鼻夹，自己不得随意移除或改动，需遵医嘱在复诊时由医护人员移除。

术后两周内不抽烟，不喝酒，不吃过热或辛辣刺激性食物，不用过热的水洗澡，不熬夜。不要剧烈运动，不要戴有框眼镜，避免重物撞击鼻部，不要用力擤鼻涕或挖鼻孔。

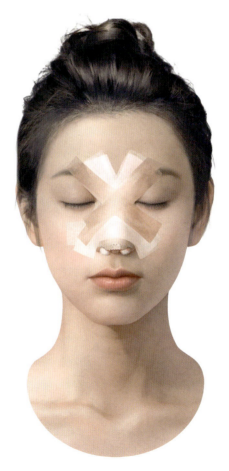

鼻部整形手术术后在鼻梁处粘贴胶带

鼻部整形手术术后注意事项

在鼻腔内放入止血棉

可用消毒棉签轻轻擦拭血水

当天不可吃过热食物

两周内不要用过热的水洗澡

第一天采取半卧位休息

两周内不要吃辛辣刺激性食物

两周内忌烟酒

可根据情况口服3～5天抗生素

不要剧烈运动

前三天可进行冰敷以减轻肿胀

不要戴有框眼镜

不要用力擤鼻涕或挖鼻孔

根据个人情况，隆鼻术后约 30 天肿胀会基本消退，隆鼻效果初步显现，三个月后呈现最终效果。

鼻部整形手术术式很多，不同术式的护理方式也会有所不同。但不变的是遵医嘱，及时沟通，按时复诊。

✦ 纤维脂肪矫正驼峰鼻、歪鼻案例

术前分析： 这位求美者是典型的"牙套脸"，长达 6 年的正畸治疗，导致她的面部肌肉萎缩尤为明显。她的颧骨突出，两侧面颊和太阳穴凹陷，使得她的面容看起来毫无生气，比同龄人显老。她天生有轻度的歪鼻和驼峰鼻问题，一直希望改善自己的鼻部形态，曾经专门咨询过鼻综合手术，但担心创伤太大而没有做。

手术方案： 这位求美者的鼻子基础条件不是特别差，鼻梁高度尚可，没有明显塌陷，鼻头也没有特别肥大，很适合做纤维脂肪隆鼻。因此，在面部脂肪填充的过程中，我们选择从其自身脂肪中提取纤维脂肪，然后通过鼻尖注射填充。这种方法无须切口，效果出色，恢复快速。纤维脂肪具有良好的支撑性，不会像玻尿酸那样被分解吸收，一旦成活，它将一直存在，不会导致鼻背变宽。

术后效果：术后歪鼻变正、驼峰鼻得到改善。20 天后，鼻梁高挺，形态自然。

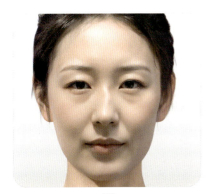

术前

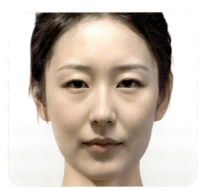

术后 3 天

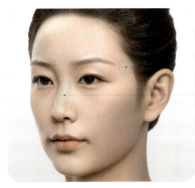

太阳穴饱满

歪鼻变正
驼峰鼻改善

术后 9 天

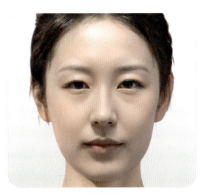

术后 20 天

纤维脂肪矫正歪鼻、驼峰鼻

唇部整形 ✦
——微整重塑理想唇形

唇部是颜面表情和情感的焦点，其形态和色泽在面部美学中起着重要作用。除了眉眼，唇也是人们审美关注的重点，占有很重要的地位。过去，樱桃小嘴备受青睐，被形容为"凤眼半弯藏琥珀，朱唇一颗点樱桃"。然而，随着时代变迁，人们的审美也在渐渐改变。如今，人们的审美更加多元，对唇形的要求日趋精细。唇部整形手术也越来越普遍。

在介绍唇部整形手术之前，让我们先来了解一下唇部的形态及体表标志。

唇红缘： 又称唇弓、丘比特弓、大 M 线，是指上唇皮肤和红唇缘黏膜交界处的弓形曲线。

红唇游离缘： 又称小 M 线，即上唇的下缘曲线，与唇红缘形成鲜明对比。

唇峰： 唇弓上与人中嵴相接的隆起点，即上唇上两个对称的高点。

唇谷： 又称唇弓凹，指唇弓的中央点，也就是两个唇峰之间的凹点。

唇珠： 又称上唇结节，指红唇正中部向前突出呈珠状的突起。

侧唇珠： 下唇两个小结节状突起，一般与唇珠呈品字形。

矢状唇沟： 下唇中央即两个侧唇珠中间凹陷部位。

口角： 又称嘴角、唇角，是嘴唇的左右终点，即上、下唇结合处。

口裂宽度： 指嘴巴在自然闭合状态下，两个嘴角间的距离。口裂宽度大致分三种类型：宽度在 35mm 以下为窄型；宽度在 36～50mm 之间为中等；宽度大于 50mm 为宽型，俗称大嘴。

理想的唇形应该是饱满又不失色泽，唇峰、唇谷明显，唇珠丰盈饱满，嘴角微微上翘，大小 M 线的线条流畅，口唇整体轮廓清晰立体。此外，唇纹少，水润度高，与其他五官对称协调。

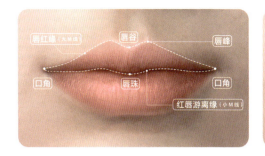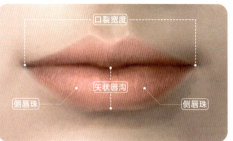

唇部形态及体表标志

为了追求更精致的美，越来越多的求美者通过唇部整形手术来改变整体唇形。目前较受欢迎的唇形有 M 唇、嘟嘟唇、微笑唇、欧美唇等。

M 唇：嘴唇饱满，轮廓分明，唇峰、唇谷部分弧度鲜明，唇珠不明显，上唇唇红缘、红唇游离缘呈 M 形。M 唇多给人英气、干练的感觉。

微笑唇：唇珠饱满精致，嘴唇厚度适中，嘴角自然微微上扬，流露出一抹若有似无的微笑。微笑唇总给人一种很强的亲和力。

嘟嘟唇：嘴唇丰满圆润，唇珠明显，口裂宽度较窄，好像整个嘴唇集中在一起，微微翘起，给人嘟嘴撒娇的错觉，显得灵动且甜美。

欧美唇：上下嘴唇较厚、圆润饱满且稍微外翻，露出一部分黏膜，口裂宽度较宽。欧美唇形配上立体的面部轮廓，性感且显气质。

当然，除了以上四种唇形，还有花瓣唇、小圆唇、月牙唇、丘比特弓唇等。不管是哪一种唇形，其实都是在唇峰、唇珠、口角以及唇的厚度上下功夫，例如丰唇、丰唇珠、厚唇薄改、嘴角上扬术等。

◆ 玻尿酸丰唇
和自体脂肪
丰唇怎么选

对先天性嘴唇比较薄的人来说，通过丰唇和丰唇珠的方式，可以打造饱满而精致的唇形。目前常用的丰唇材料有玻尿酸、自体脂肪等。

玻尿酸丰唇方便快捷，注射只需十几分钟，即刻就可以看到效果，且恢复

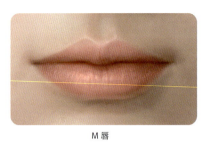
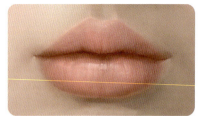

M 唇   嘟嘟唇

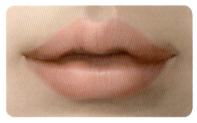
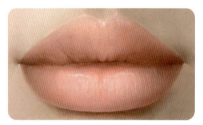

微笑唇   欧美唇

较受欢迎的四种唇形

期很短，一般 3~5 天就可以恢复到自然状态。但是玻尿酸丰唇效果维持时间较短，大约半年就会被代谢吸收，需要定期回补。此外，玻尿酸属于人工合成材料，少数人可能会出现排斥反应。

自体脂肪丰唇的优点在于效果自然、持久，没有排斥反应。缺点是需要先取脂肪，手术时间较长，恢复期也相对较长。脂肪完全成活需要大约 3 个月，另外，唇部脂肪填充成活率较低，可能需要多次填充。

如果不考虑进行吸脂手术或脂肪填充手术，而仅做丰唇手术，我建议选择玻尿酸作为填充材料。因为唇部日常动作较多，自体脂肪在该区域的成活率相对较低，所以玻尿酸通常被视为较合适的选择。玻尿酸丰唇效果立竿见影，还可以让唇部水润进而减淡唇纹，十几分钟就可以打造一个性感丰润的嘴唇。

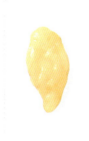

填充材料：颗粒脂肪

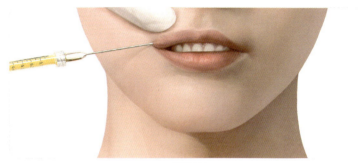

脂肪注射

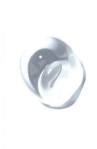

填充材料：玻尿酸

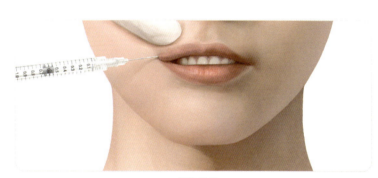

玻尿酸注射

自体脂肪丰唇和玻尿酸丰唇示意图

✦ 玻尿酸丰唇
　手术术后注
　意事项

1. 术后嘴唇可能会出现轻微发红、瘀斑和肿胀，这是正常反应。注射玻尿酸后 24 小时内，可以用冰袋在注射点冷敷几分钟，有助于减轻肿胀。通常，肿胀会持续 3~5 天。

2. 术后 48 小时内需保持注射区域清洁，应采用温和方式清洁。针孔未愈合前，请勿自行使用药品、保养品或彩妆品。

3. 术后不要按压注射部位。术后 3~5 天内尽量避免大幅度的脸部运动与夸张的表情。

4. 术后第一周，建议饮食清淡，不要吃过热或过冷的食物。同时，要避免抽烟、喝酒、蒸桑拿、泡温泉与剧烈运动。

玻尿酸丰唇手术术后注意事项

针孔未愈合前请勿自行使用彩妆品

第一周避免接触高温环境

第一周避免烟酒

3～5天内避免夸张表情

不要按压注射部位

第一周清淡饮食

48小时内确保注射区域干净清洁

24小时内可冰敷

✦ 厚唇薄改术，"终结"香肠嘴

一般来说，男性上唇厚度超过9mm，下唇厚度超过10.5mm，女性上唇厚度超过8mm，下唇厚度超过9mm，我们称为厚唇。如果嘴唇过薄，可以通过丰唇的方式使其饱满；而嘴唇过厚，则可以通过厚唇薄改术来变薄。

厚唇薄改术也叫厚唇矫正术，是通过手术的方式去除部分唇部黏膜和组织，达到嘴唇变薄的效果。医生也会根据求美者的需求，并结合其五官比例，设计唇形，在改薄的同时重塑唇形。

厚唇薄改术术前注意事项：

1. 手术前两周内，避免服用阿司匹林类药物。
2. 患有高血压、糖尿病或其他疾病的求美者，初诊时应向医生告知病情，以便医生确认是否能够进行手术，并设计具体手术方案。
3. 月经期不建议实施整形手术，因此女性要避开月经期。术前不要化妆。

厚唇薄改术术后注意事项：

1. 术后一般不包扎敷料，手术切口缝合后需要涂抹抗生素软膏。术后会有

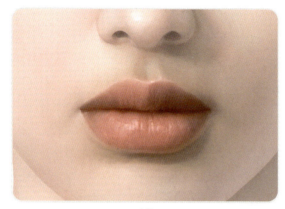

术前

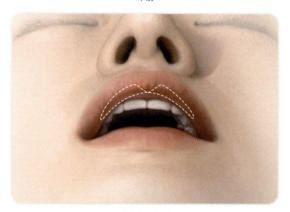

术中口内切口

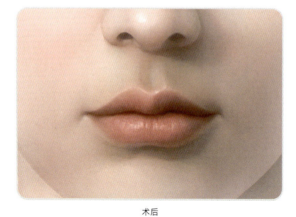

术后

厚唇薄改术示意图

轻微的肿胀和渗血，属于正常现象，术后 72 小时内可进行冰敷以缓解肿胀。术后第一天需要清洁伤口、换药，术后 7 天拆线。术后应避免过多的唇部活动，不要做吮吸动作，严禁使用吸管。

2. 为了预防感染，术后一周内可以口服抗生素药物，并每天漱口，尤其是饭后，可以用漱口液或清水含漱，保持口腔清洁。要注意保持伤口局部清洁、干燥，拆线 48 小时后可以正常沾水。伤口结痂后要等其自然脱落，不要人为抠除，可以涂护唇膏保持唇部滋润。

3. 术后三天内选择温凉的半流质饮食或软食，最好用勺子进食，尽量避免弄脏伤口。短期内忌烟酒，不可以食用浓茶、咖啡和辛辣刺激性食物。

厚唇薄改术术前注意事项

避开月经期　不要化妆　初诊时向医生告知慢性病史　前两周避免服用阿司匹林类药物

厚唇薄改术术后注意事项

短期内不可食用辛辣刺激性食物　拆线 48 小时后可以正常沾水　严禁使用吸管　一周内口服抗生素药物

72 小时内可进行冰敷　三天内选择温凉的半流质饮食或软食　涂抹抗生素软膏　保持伤口局部清洁、干燥微笑唇是近几年备受欢迎的唇形，塑造微笑唇有两种方式：玻尿酸注射和嘴角上扬术。这两种方式不仅可以塑造微笑唇，还可以改善嘴角下垂。

玻尿酸注射方便快捷，手术时间在 10~20 分钟，一般的求美者只需要在鼻基底和口角两个位置进行注射，就能实现上提的效果。而对于降口角肌力量较强的人，还需要进一步处理。降口角肌的功能是通过肌肉收缩将口角向下牵拉，降低口角水平，来表达不满和悲伤的情绪。但有一些人天生降口角肌力量过强，即使在自然状态下也呈现出嘴角下垂的状态。根据降口角肌力量的强弱，可通过注射少量的肉毒毒素，减轻肌肉向下牵拉力来提升嘴角，严重的则需要通过手术来松解。

玻尿酸注射恢复时间短，一般 2~3 天消肿，效果可以维持 4~6 个月。

嘴角上扬术主要适用于口角下垂的求美者。口角下垂会让人在自然状态下显得沮丧又老态。造成口角下垂的原因主要有两个：一是皮肤衰老松弛；二是降口角肌力量过强，向下牵拉。在手术中，针对这两个问题，首先，

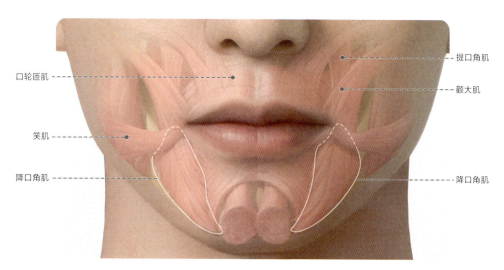

口轮匝肌
笑肌
降口角肌

提口角肌
颧大肌
降口角肌

唇周肌肉

去除口角上方多余松弛皮肤；然后，通过埋置悬吊线，从肌肉、皮下组织和皮肤三个层面悬吊提拉嘴角；接着，切断降口角肌，以消除下拉嘴角的力量；最后，进行精细地美容缝合，使嘴角呈现自然上扬状态。

嘴角上扬术的术前和术后注意事项与厚唇薄改术相同。术前一定要跟医生深入沟通，确保手术设计方案符合期望并了解手术风险。术后做好护理，保持术区清洁，预防感染。术后 72 小时建议冰敷以减轻肿胀。一周内不要吃太烫或太硬的食物，避免剧烈运动，保持良好作息。唇部手术消肿一般需要两周，完全恢复自然状态则需要 3~6 个月的时间。当然，具体恢复时间根据个人体质、术后护理以及医生的技术也会有所不同。

唇部是面部表情非常重要的部分，唇部形态表达着我们的喜怒哀乐。每一种唇形都有其独特之处，只要你的唇形跟你的面部轮廓和五官相协调，符合你自身的气质，那就是好看的唇形。即使觉得自己的唇形稍有瑕疵，也可以通过选择不同的口红色号和掌握涂口红的技巧，来提升唇部的精致度，而不必盲从他人对唇形美观的评判，刻意追求所谓的"同款"唇形。

唇部整形手术虽难度不高，却十分精细，如果确实需要做唇部整形手术，请务必选择正规的整形医院或机构，并由有经验的医生实施手术。

✦ 唇部整形手术疼吗，会留疤痕吗

唇部由疏松的结缔组织构成，因其对疼痛非常敏感，在手术过程中为了减轻疼痛并提升舒适度，通常会进行麻醉。例如在进行唇部玻尿酸注射时，以往的做法是先在唇部表面敷麻药 30~40 分钟再进行注射，以减轻疼痛感。但这种方法会导致唇部出现肿胀，影响注射效果。现在，更常采用神经阻滞麻醉的方法，即将局部麻醉药物注射到唇部施术区域，通过阻断神经冲动传导，使该神经所支配的区域麻醉，同时又不引起组织变形。唇部整形手术术后，肿胀尤其明显，通常在术后 2~3 天达到高峰，坚持冰敷可帮助消肿并缓解疼痛。

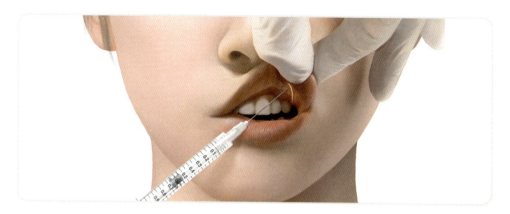

唇部手术神经阻滞麻醉

厚唇改薄术一般在上下唇皮肤与黏膜交界处竖向切开。由于我们的唇纹也是竖向的，因此一般不会看到疤痕。

而嘴角上扬术一般采用内切口法，即在口内口角位置黏膜面做切口，两边各切一个很小的口，切除嘴唇内多余的黏膜与黏膜下组织，再进行美容缝合，口角也不会看到疤痕。

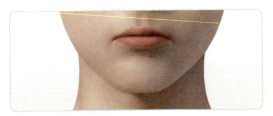

术前

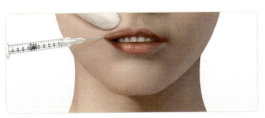

术中注射玻尿酸

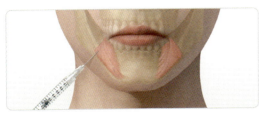

根据降口角肌力量的强弱，可注射少量肉毒毒素

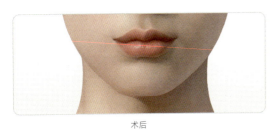

术后

玻尿酸注射塑造微笑唇

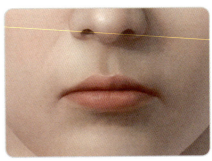

术前

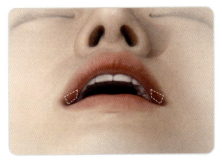

术中口内切口

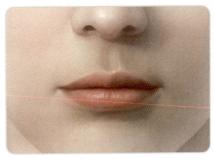

术后

嘴角上扬术示意图

线雕 & 拉皮
——对抗衰老，一拉即提

当前，求美者对抗衰老的需求日益增强，通过医美手段来维持年轻的外表也更加普遍。

针对不同原因所致的面部衰老，治疗方法也有所不同。目前常用的面部年轻化治疗方式主要有热玛吉、热拉提、超声刀等光电技术，肉毒毒素、玻尿酸、胶原蛋白等人工合成材料注射，还有自体脂肪填充、线雕、拉皮等面部除皱手术。

光电技术、注射以及自体脂肪填充已在前面章节详细讲述，这里主要介绍线雕和拉皮。线雕和拉皮都是通过物理提拉的方式，将松弛下垂的皮肤向上提拉来对抗皮肤衰老下垂。线雕相对拉皮而言，出血少、创伤小、恢复快，因此受到很多求美者追捧。

什么是线雕　线雕也叫埋线提升，是介于光电技术和开放性手术之间的一种面部提升方式。线雕是在皮下脂肪与肌肉之间的 SMAS 筋膜层，以网状交错的形式埋入线材，通过牵引提拉组织来进行面部提升。

线雕概念最早由格鲁吉亚整形医生马尔莱·苏拉曼尼泽在 1999 年提出，起初使用的是不可吸收线，而且需要做手术。而如今，线雕使用的线材都是可吸收线。虽然市场上的线材名字五花八门，但根据其主要成分，可分为 PDO（二氧环己酮）线、PPDO（聚对二氧环己酮）线、PLLA（左旋聚乳酸）线、PCL（聚己内酯）线四种。此外，也有一些线材是由多种成分聚合而成。不同线材的线雕效果维持时间不同，好的线材可以维持 3～5 年，一般的可能只维持几个月。

PDO 线主要成分为二氧环己酮，通过纯化化学方法提取而成，不含过敏原，也是早期使用较多的线材，由于效果维持时间短（6 个月左右），现在已经较少使用。

PPDO 线是 PDO 线的升级版，效果维持时间在 1 年左右，是目前使用较多的线材。

PLLA 线主要成分为左旋聚乳酸，这也是童颜针的主要成分，除了支撑提拉作用，还可持续刺激胶原增生，效果维持时间可达 2~3 年。

PCL 线主要成分为聚己内酯，大多是从动物蛋白中提纯而来，可能存在排斥反应。PCL 线材较软，操作灵活方便，效果可维持 1~2 年。

线雕使用的线材除了成分不同，线形也有区别。目前常用的有锯齿线、平滑线、螺旋线和铃铛线等。每种线形都有其独特的应用。平滑线主要用于解决面部凹陷扁平问题；螺旋线的主要作用是面部局部脂肪垫的复位；锯齿线针对面部皮肤轻中度下垂；铃铛线学名空心锥悬提线，别称塔阵童颜线，因线体上锥形的固定物像极了挂满铃铛的细线而得其名，其提拉力度更强，适合大面积的提拉。

关于选择何种材料、何种形状的线材，医生会综合求美者的实际情况给出建议。不管是哪种线材，都必须是正规的、通过批准的产品。线雕的效果不仅取决于线材，还需要医生对面部解剖层次有清晰的了解，加上高水平的审美和布线设计、严格的无菌操作，以及术中、术后的细节处理，才能最大限度地避免瘀斑、出血、红肿、感染、腮腺或其导管损伤、角膜损伤、线材外露、凹凸不平、大小脸等并发症，为求美者带来理想的效果。

线雕主要用于面部提升，适用于年龄在 30~40 岁、面部皮肤轻中度松弛的求美者。对于重度皮肤松垂，线雕基本无效。此外，对于较胖的人，由

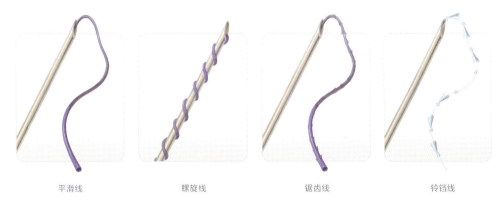

| 平滑线 | 螺旋线 | 锯齿线 | 铃铛线 |

线雕所用线材的线形

于重力的作用，其面部下垂组织量较多，仅做线雕提拉，效果维持时间有限，建议先做面部吸脂，恢复三个月后再做线雕。目前，在国外，线雕技术也被应用于身体其他部位，例如脖子、肚子等。

线雕不涉及复杂手术或深层切割，不需要全身麻醉，只需局部麻醉。操作时间根据埋线的部位、面积、植入方式有所不同。普通的大 V 线（线材为带双向倒刺的粗线）、小 V 线（线材为表面光滑的细线），约 20～30 分钟可完成，如果范围较大，布线复杂，一般需要一小时左右。即做即走，不需要住院。线雕术后创口 3～5 天即可恢复，1～2 周可以消肿，完全恢复需要三个月左右。

此外，还有一种特殊的线雕，市场上叫作微拉美提升手术。微拉美实际上是一种植入面部的可吸收提拉带，主要成分是左旋聚乳酸，宽度大约 5mm，上面布有倒钩和微孔，相当于加宽版的线雕线材。由于微拉美的植入方式和层次与其他线材不同，因此叫作微拉美提升手术。

与线雕相比，微拉美的植入创伤稍大。它有两种植入方式：一种是在颞部即发际线位置做一个小切口，将皮下组织分离后植入提拉带，实现皮肤组织的提拉；另一种是将提拉带截成小段进行多点位植入，配合线材实现精准提拉。

虽然微拉美和线雕都属于微创手术，但线雕的创口远小于微拉美。从操作难度来看，线雕相较于微拉美简单一些。微拉美的提拉程度大，效果维持时间也长得多，一般可维持 3~5 年。

线雕效果的好坏一是跟医生的技术息息相关，二是跟线材有关，不同的线材在人体中的降解吸收时间不同。线雕选择长效吸收线（目前医生比较推

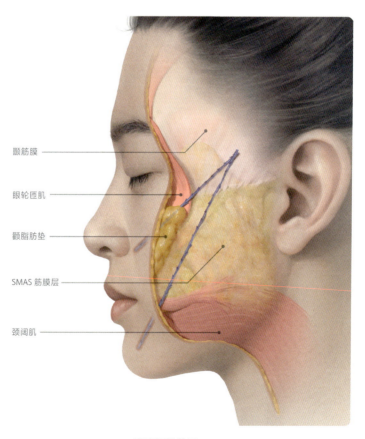

颞筋膜

眼轮匝肌

颧脂肪垫

SMAS 筋膜层

颈阔肌

线雕埋线位置

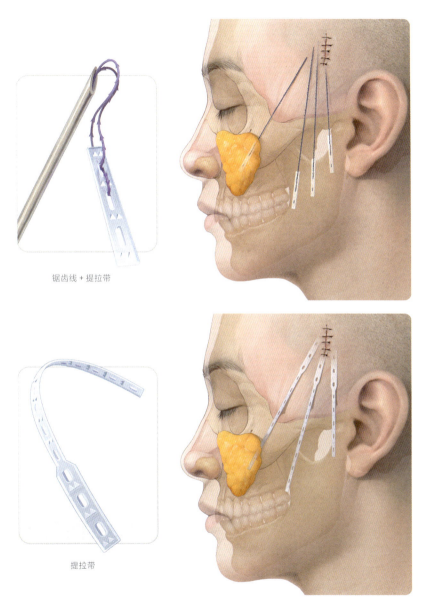

锯齿线 + 提拉带

提拉带

微拉美提升手术

荐的有铃铛线和悦升线），可以延长效果维持的时间。如果在提升面部的同时想要恢复面部的饱满状态，单靠线雕是解决不了的，这时候可以选择线雕和自体脂肪填充联合进行——既解决了面部皮肤松弛问题，又可以将面部凹陷恢复饱满。

关于线雕，现在我们主张一个理念：在脸部尽量少埋线，埋大线，针对求美者个人皮肤的实际情况联合使用不同材料、不同形状的线材，术后恢复以后，定期进行一些紧致皮肤的光电类项目，如此一来，线雕效果可以维持 3~5 年时间。

✦ 线雕术后
注意事项

1. 术后面部可能出现轻微肿胀，可在 48 小时内进行冰敷，每次 20~30 分钟。注意冰敷时需要用消毒毛巾或纱布包裹冰袋，不可直接敷于面部，以防冰水渗入伤口造成感染，也可以遵医嘱吃适量的消肿药。

2. 术后三天内创口不沾水，需保持创口干燥清洁，可用消毒药水擦拭创口，外涂红霉素软膏。

3. 术后一周内坚持佩戴颈颌套，既可以固定植入的线条，也可以减少局部肿胀和瘀斑。术后以休息为主，减少活动，特别注意避免剧烈的面部表情和牵拉动作，例如大笑大哭、吃硬的食物、用力咀嚼等。不要揉搓或按摩面部。尽量避免侧睡，以防挤压手术部位。

4. 术后一周内，禁止食用油腻和辛辣刺激性食物。术后两周内禁止去角质、做面部护理，不得汗蒸或泡温泉，做好保湿防晒。术后 6 个月内不要做其他面部医美项目。及时复诊，检查是否有异常过敏现象或出现炎症。

线雕不仅仅是把脸"提"上去，还可以对轻微凹陷或突出的部位进行"雕刻"，填补凹陷，弱化凸起，对脸形进行整体修饰。但是线雕对于中重度松垂、凹陷的改善效果微乎其微，这时候可以借助其他手段，例如自体脂肪填充、玻尿酸注射等进行综合治疗。

线雕虽然创伤小，但它属于侵入性治疗，植入后取出困难，也会对面部造成一定损伤，因此一定要在正规的医疗机构、正规的操作场所，由专业的外科医生，用正规的线材产品，通过规范的操作流程实施。

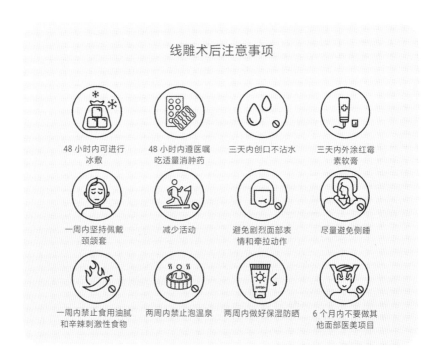

线雕术后注意事项

48小时内可进行冰敷

48小时内遵医嘱吃适量消肿药

三天内创口不沾水

三天内外涂红霉素软膏

一周内坚持佩戴颈颌套

减少活动

避免剧烈面部表情和牵拉动作

尽量避免侧睡

一周内禁止食用油腻和辛辣刺激性食物

两周内禁止泡温泉

两周内做好保湿防晒

6个月内不要做其他面部医美项目

✦ 拉皮手术真在拉皮吗

拉皮手术即面部除皱术，又称面部提升术，通过广泛剥离和拉紧皮肤、筋膜等多层组织，达到除皱的效果。拉皮手术是一种直观而确切的面部年轻化方法，用于解决面部皮肤老化和松垂的问题。根据手术的方式和范围的大小，可以分为大拉皮和小拉皮。大拉皮是对整个面部进行提升，而小拉皮主要是对额部和中面部等较小范围进行提升。

面部除皱术的历史可追溯至百余年前，最早期的术式就是简单地把皮肤提拉上去，去掉多余的皮肤再进行缝合。但后来发现，这种术式存在很多问题：一方面，效果维持时间不长，皮肤很快又会出现下垂；另一方面，造成面部僵硬，整张脸绷得特别紧，很不自然，耳垂也拉得越来越大。

经历数次重大技术革新，现在的面部除皱术有改良面部除皱手术、多层次综合除皱手术等。尽管这些手术在市场上被统称为拉皮，但实际的操作方法完全不同。

面部皮肤结构有一个关键的层次叫 SMAS 筋膜层，它从脖子的颈阔肌处向上延伸到颞部。SMAS 筋膜层就像一个网兜，表层皮肤和其他浅层组织附着其上。随着年龄增长，这个网兜慢慢变松，整个皮肤也跟着松弛下垂。另外，还有一个比较重要的结构：面部支持韧带。皮肤与支持韧带的关系，简单理解就像船和锚的关系。支持韧带是锚，非常紧密地固定在骨头上；表面的皮肤、皮下脂肪组织是船。当支持韧带松了，船失去锚，就会四处漂荡，导致整个皮肤下垂，面部呈现出衰老的状态。拉皮手术会将SMAS 筋膜层重新解剖分离，向上提拉，做折叠或者做部分切除，再固定在深层，以此达到深层紧致。有时也会根据实际情况将韧带做提升紧致，缝合固定。深层的提拉会让表面皮肤组织堆叠在耳前，多出的皮肤需要沿着边缘做一定的裁剪，就像量体裁衣，最后再用整形的缝合方式对皮肤组织进行多层次缝合。

✦ 什么样的
人适合做
拉皮手术

拉皮手术适用于面部皮肤和肌肉松弛、弹性减低、皱纹明显的中老年人。

门诊中经常会碰到一些年龄超过 30 岁的求美者，第一次面诊就直接要求做拉皮手术。拉皮手术虽然效果确切，维持时间长（一般在 5 ~ 10 年），也有很多机构或者平台在推广，但是其创伤大，恢复期长。另外，拉皮手术的切口虽然会选择在较隐蔽的耳前、耳后及发际内，但依然会有疤痕，并不是所有人都适用。除非面部老化松垂程度严重，无法通过光电类、注射填充类等其他无创或微创方式进行改善，再考虑拉皮手术。抗衰应该遵循从无创到微创再到手术的过程。可以将拉皮手术视为面部年轻化术式的最后一站，切勿提前透支。

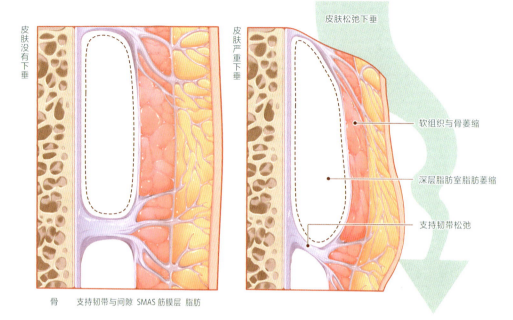

皮肤没有下垂

皮肤严重下垂

皮肤松弛下垂

软组织与骨萎缩

深层脂肪室脂肪萎缩

支持韧带松弛

骨　支持韧带与间隙　SMAS 筋膜层 脂肪

支持韧带和皮肤的关系

◆ 拉皮手术术
前注意事项

根据手术范围的不同，拉皮手术可以在局部麻醉或全身麻醉下进行。考虑到手术的创伤较大，建议术后休息 5~7 天再进行正常的工作、学习。小拉皮手术一般不需要住院，求美者可根据实际情况和需求选择住院与否，大拉皮手术根据情况一般要住院 3~5 天。因此，如果求美者计划进行拉皮手术，需至少安排 7~10 天的假期，以确保术后得到充分休息。

手术应避开月经期，并明确告知医生药物过敏史、麻醉过敏史及心脏病、高血压或其他特殊疾病；如有服用任何药物，需提前告知医生，避免影响术前评估；术前一周停用阿司匹林类抗凝血药，以减少伤口淤血肿胀；术前至少一周戒烟、戒酒，尼古丁和酒精都不利于术后伤口的恢复；提前 1~2 天做术前常规检查。

如果是局部麻醉，手术当天无须禁食，如果是全身麻醉，需禁食 8 小时。

手术当天请取下身上所有贵重饰品，不化妆，卸除指甲油（避免影响血氧饱和度监测），手术当天尽量穿前扣式衣服，不要穿套头式衣服，术后不方便穿着。避免自行驾驶交通工具，并且请家人或朋友陪同。

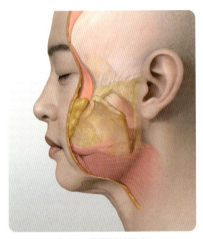

1. 将 SMAS 筋膜层解剖分离

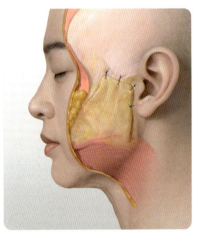

2. 将分离的 SMAS 筋膜层向上提拉，并固定在深层

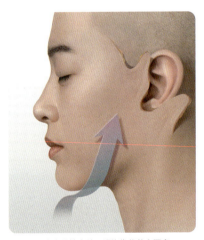

3. 向上提拉皮肤，沿边缘裁剪表面多余的皮肤组织

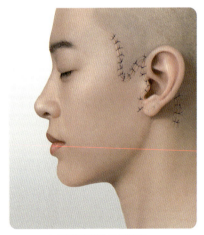

4. 多层次整形缝合皮肤组织

拉皮手术示意图

1. 大拉皮手术术后需要放置引流管或引流片，用以排出皮下组织渗出液。根据术后的出血情况，如渗出不多且没有血肿，一般在第二天换药时可以拆除引流管。

2. 术后会对伤口进行加压包扎，尤其是大拉皮手术，建议佩戴弹力头套一个月以上。在术后三天，尤其是在组织出血期的 72 小时内全天佩戴头套，可以避免继发出血的发生。

3. 注意保持伤口干燥清洁，可使用无菌棉签蘸取生理盐水进行消毒，再涂抹药膏。三天后才能清洗头发，注意避开伤口，动作轻柔，勿用力拉扯或抓头皮；勿弯腰低头，洗发后请尽快吹干，并使用生理盐水及药膏清洁伤口。

4. 拉皮手术术后 1~5 天为肿胀期，可进行冰敷，以加速血管收缩，减少出血，减轻肿胀情形。冰敷每次约 20 分钟，一天 5~6 次。睡觉时垫高头部可帮助减轻肿胀，遵医嘱服用消肿药，一般 1~2 周消肿。

5. 大拉皮手术一般 7~10 天拆线。拆线后，可进行温敷，每次约 20 分钟，加速肿胀和瘀斑消退。洗脸护肤时动作宜轻柔，由下往上轻轻推，禁止拉扯皮肤，约 1~2 周可化淡妆，出门严格做好防晒措施，遵医嘱涂抹去疤痕药膏。

6. 术后 1~2 周忌烟酒、辛辣刺激性食物，不要咀嚼过硬的食物以及进补，避免影响伤口愈合。不要剧烈运动，不要泡温泉、蒸桑拿、提重物、抱小孩、游泳等。术后两个月内尽量避免剧烈夸张的表情动作。

7. 拉皮手术一般 3~4 周可恢复，完全恢复并达到最终理想效果通常需要 3~6 个月，恢复期间前额及头皮可能会有麻木及刺痛感，这些都是暂时性反应，约 6 个月内可恢复正常。

如果术后恢复过程中高烧不退，伤口持续出血或伤口周围红肿、发热、疼痛、有分泌物等，应立刻就医。

面部衰老并非由单一结构或组织变化所引起，而是多层次、多结构、多组织相互作用的结果。因此，在抗衰的路上，我们不能寄希望于单一的手段来实现面部年轻化。虽然有许多面部年轻化的方法，但每一种方法的功能都是有限的，没有任何一种方法能够满足所有需求。作为求美者，要对衰老有理性的认知；作为医生，必须充分理解求美者的需求，综合评估其实际情况，设计综合、连贯、个性化的治疗方案，这样才能达到理想的效果。

拉皮手术术后注意事项

需要放置引流管	建议佩戴弹力头套一个月以上	洗头时勿弯腰低头	用生理盐水及药膏清洁伤口
1~5天可进行冰敷	睡觉时垫高头部可帮助减轻肿胀	遵医嘱服用消肿药	7~10天拆线后可进行温敷
洗脸时禁止拉扯皮肤	出门严格做好防晒措施	1~2周忌烟酒	1~2周忌辛辣刺激性食物
1~2周不要咀嚼过硬的食物	不要剧烈运动	不要泡温泉	不要提重物
不要抱小孩	不要游泳		

术前分析： 这位求美者 40 岁，面部整体萎缩，松垂明显，整个脸形偏窄偏长。下面部松垂组织量堆积，木偶纹、双下巴明显，下颌缘模糊；中面部深层萎缩下垂，苹果肌干瘪，鼻基底、鼻唇沟、颧弓下面颊凹陷，印第安纹、法令纹明显；上面部太阳穴凹陷，发际线后移。

手术方案： 下面部吸脂加钻石精雕，去除多余脂肪，同时做皮肤收紧；中面部线雕，两侧各四根大线，提升口角、法令纹、苹果肌、面颊；中上面部脂肪填充，鼻基底、法令纹、苹果肌、泪沟、太阳穴、额头、发际线分层次填充。

术后效果： 术后 60 天，求美者的额头、太阳穴、苹果肌饱满，下颌缘清晰，面部整体轮廓改善。法令纹变浅，泪沟、印第安纹、木偶纹基本去除，口角下垂改善，整张脸显得年轻又精神。

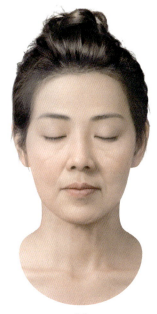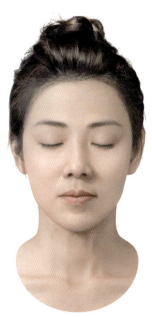

术前　　　　　　　　　　术后 60 天

线雕联合脂肪填充的术前术后

胸部整形
——人体医学雕塑艺术

"三月三日天气新，长安水边多丽人。态浓意远淑且真，肌理细腻骨肉匀。"丰腴美自古有之，丰满的胸部则是其重要标志。女性形体美离不开乳房，丰满而有弹性的乳房被认为是性感的象征。生活中我们也会发现，乳房丰满的女性往往更加自信。

丰胸也叫隆胸或乳房扩大整形，早在 19 世纪，国外的医生就开始探索通过注射人工合成材料来丰胸。早期使用的材料包括石蜡、凡士林矿物油等。但是，这两种材料在作为填充物进行注射后，均引发了严重的并发症，例如乳房石蜡瘤、肉芽肿、破溃、瘘管及皮肤橘皮样等，更有严重者出现栓塞、失明，甚至死亡，后来逐渐被禁止。19 世纪 50 年代，有医生应用乳白色海绵制成的填充物进行隆胸。20 世纪 50 年代，又出现了大块脂肪组织游离移植等。这些方法由于各种各样的原因逐渐被废弃。直到 1963 年，硅凝胶假体充填的发明为现代乳房扩大整形奠定了基础。硅凝胶假体的原材料、生产工艺不断改进升级，一直应用至今。

随着自体脂肪填充技术的发展，自体脂肪隆胸也逐渐成为很多整形医生和求美者认可的隆胸方式之一。

成年女性乳房小的主要原因有以下几种：一是先天发育不良，乳房发育主要是在青春期，青春期之后随着激素分泌减少，乳腺发育基本定型；二是女性哺乳期后腺体萎缩、雌激素水平下降，乳房缩小；三是减肥或一些其他因素造成体重骤降，整个人的形体变得消瘦，乳房缩小。还有一些人因为外伤或者乳房疾病造成乳房缩小。

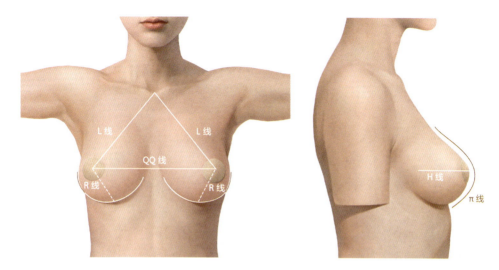

胸部黄金比例

要改变乳房的大小和形态有三种方式：怀孕、增肥和隆胸手术。女性怀孕时，激素分泌增加会使得乳房发生"二次发育"，但是随着哺乳期结束，激素水平恢复正常，胸部又会回到孕前的状态，有的人甚至会因为哺乳而出现乳房缩小或大小不一。增肥也可以使乳房变大，这是因为增肥时，乳房部位的脂肪也会随之增加。虽然增肥可以使乳房变大，但比较难达到理想的罩杯或形状。至于网络上流传的所谓按摩丰胸方法，目前尚没有临床案例能够验证其真实性，因此不建议进行尝试。

对想要实现丰胸效果的人而言，隆胸手术是一种技术较成熟且效果明确的丰胸方式。当前，隆胸手术中应用比较普遍的材料是硅凝胶假体和自体脂肪。

✦ 假体隆胸，以"假"乱"真"

硅凝胶假体隆胸是通过在腋窝、环乳晕、乳房下皱襞等处做切口，制造出一个合适的假体安放囊腔，然后将雕塑好的假体植入，最后进行分层缝合，从而实现乳房丰满的效果。

假体隆胸手术有三种常见的切口设计，分别是乳房下皱襞切口、环乳晕切口和腋窝切口。乳房下皱襞切口位于乳房下缘，经该切口植入假体，操作方便，不损伤乳腺组织及重要神经血管。术后假体不易移位，但可能会受到乳房挤压的影响，如果术后并发血肿、感染，容易引起切口裂开、假体外露等。

环乳晕切口位于乳晕周围，乳晕皮肤有结节状乳晕皮脂腺掩饰，又是褐色，经乳晕切口植入假体，术后瘢痕不明显，假体位置自然、逼真。

腋窝切口位于腋窝下方，沿腋窝下皮肤皱襞做切口，切口最为隐蔽，术后瘢痕不明显，也不损伤乳腺组织。但对医生的技术要求较高，因为腋窝距离乳房较远，如果操作不到位，术后可能造成假体上移。

对于假体隆胸手术，求美者最关心的两个问题是效果和瘢痕。假体隆胸手

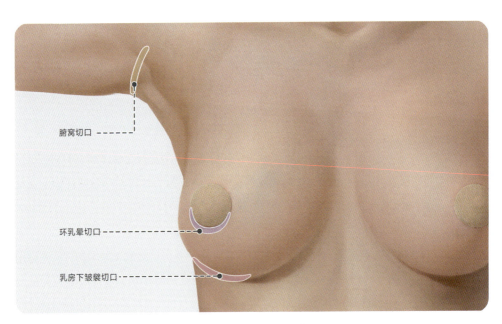

假体隆胸手术切口设计

术的效果是非常明确的，术后乳房外形美观。凡是手术，就会有创伤，瘢痕也难以避免，乳房下皱襞切口、环乳晕切口、腋窝切口这三种切口设计都力求瘢痕隐蔽，不易显现，术后再配合使用去瘢痕产品，瘢痕几乎看不出来，不影响夏季穿衣。

硅凝胶假体是常用的隆胸材料，分为毛面和光面两种，形状主要以圆形和水滴形为主。毛面假体有圆形和水滴形，植入后出现包膜挛缩（后文会详细讲解什么是包膜挛缩）和假体移位的概率较低。光面假体只有圆形，在体内不怕旋转，手感更好，但出现包膜挛缩的概率相对高一些。圆形假体适用于乳房有一定体积（大于 100ml），皮肤没有明显松弛且皮下脂肪有一定厚度的求美者。水滴形假体也叫解剖形假体，适合皮肤略松弛或胸部较瘦，没有足够脂肪包裹假体的求美者。

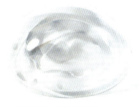  

圆形假体—光面硅凝胶　　　　水滴形假体—毛面硅凝胶　　　　　圆形假体—毛面硅凝胶

硅凝胶假体隆胸材料

选择合适体积的假体，是保障假体隆胸手术术后效果的一个重要因素。隆胸不仅是将乳房由小变大，也是在重塑形体，使整体身形显得流畅、健康且富有魅力。假体尺寸的选择需根据求美者原有乳房的大小、身高、胸廓宽度及厚度、胸部皮肤及肌肉紧致状况，同时结合其职业、性格及个人特殊要求来设定：原有乳腺组织比较少、乳房在 100～150ml 者，可选择 200～260ml 假体；胸壁平坦、乳腺组织明显萎缩者，可选择 240～280ml 假体；身形瘦弱、薄、窄胸壁者以选用 220～240ml 假体为宜；身形肥胖、厚、宽胸壁者可选用 240～280ml 假体。胸部皮肤及肌肉较松

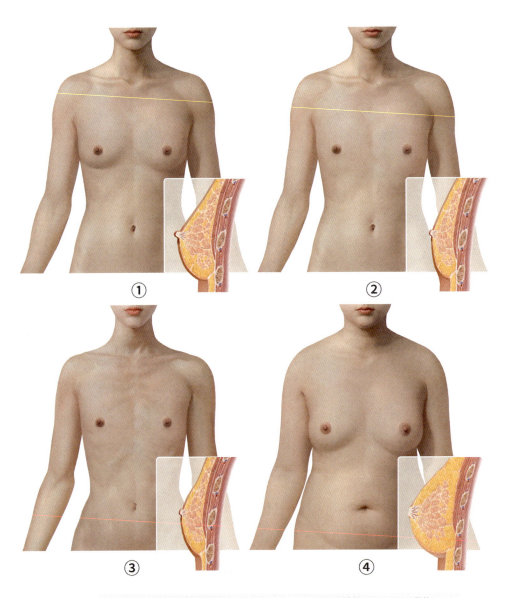

① ②

③ ④

①原有乳腺组织比较少、乳房在 100 ~ 150ml 者，可选择 200 ~ 260ml 假体。
②胸壁平坦、乳腺组织明显萎缩者，可选择 240 ~ 280ml 假体。
③身形瘦弱、薄、窄胸壁者以选用 220 ~ 240ml 假体为宜。
④身形肥胖、厚、宽胸壁者可选用 240 ~ 280ml 假体。

注：以上数据仅作参考，具体需以医生个性化测量数据并综合个人意愿为准。

假体选择参考

弛者，可选择植入较大的假体；较紧致者，宜选择较小的假体。具体尺寸需要在术前与医生商议。

硅凝胶假体隆胸术术式成熟，应用广泛，其优点是无须采取自身组织，操作过程相对简单，术后乳房形态丰满，穿衣好看，且不存在微钙化、结节等问题，但是其劣势在于假体植入后乳房手感相对偏硬，平卧位容易识别；另外，植入假体的手术入路通常分为腋窝切口、环乳晕切口和乳房下皱襞切口，切口位置或多或少会留有痕迹。

还有一个想做或已经做完假体隆胸手术的求美者普遍关注的问题：包膜挛缩。包膜挛缩是假体隆胸手术的严重并发症之一，通常根据程度分为四级。轻度的包膜挛缩不会对乳房外观产生明显影响，而严重的包膜挛缩可能需要通过手术取出假体和包膜。出现包膜挛缩是因为植入的假体并非自体组织，植入后发生排斥反应，产生的胶原蛋白在假体周围形成一层包膜并逐渐纤维化，这层纤维组织慢慢变厚、变硬，并持续收缩向内挤压假体，最终导致植入假体硬化和畸形，乳房触感随之变硬，并引发疼痛、胸部外观变形等不适症状。

几乎每个求美者在做完假体隆胸手术后都会出现假体周围包膜挛缩，只是程度不同。按 Baker 分级，通常分成 I ~ IV 级：

I 级： 乳房柔软，跟正常乳房无异。
II级： 轻度变硬，乳房假体可以摸得到，但从外表看不出。
III级： 中度变硬，乳房假体摸得到，从外表也能看出。
IV级： 严重变硬，疼痛敏感，假体破裂或扭曲。

一般情况下，包膜挛缩III级及以上，出现严重疼痛或乳房变形，需要通过手术取出假体和包膜。假体和包膜取出后如对乳房形态不满意，可以植入新的假体或做自体脂肪填充。

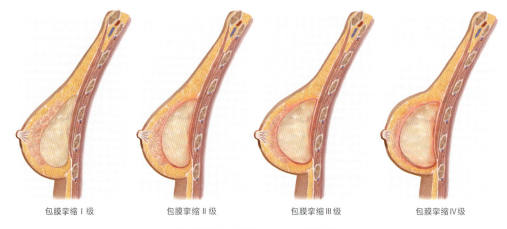

包膜挛缩 I 级　　　　　包膜挛缩 II 级　　　　　包膜挛缩 III 级　　　　　包膜挛缩 IV 级

假体隆胸手术并发症——包膜挛缩

并不是所有做了假体隆胸的求美者都会出现中重度的包膜挛缩。

自身体质、医生技术、假体质量、术后护理是形成包膜挛缩的主要因素。如果自身不是容易生长结缔组织的体质，选择的是质量好的假体，医生技术过硬，加上术后严格遵医嘱护理得当，那么可以避免中重度包膜挛缩。

✦ 假体隆胸手术注意事项

1. 假体隆胸手术前需要和医生密切沟通，根据个人实际情况及需求选择合适的假体，包括材质、形状、大小、凸度等，设计具体手术方案，包括麻醉方式、手术切口等，此外还需做好术前检查。

2. 假体隆胸手术一般在全身麻醉或局部麻醉下进行，手术过程需要 1~2 个小时。术后根据个人情况可住院 1~3 天。一周后可恢复正常活动和工作，一般 6 个月之后能够达到稳定的状态。

3. 术后会做加压包扎使乳房固定塑形，放置引流装置，以减少假体周围的出血量。放置时间与个人的体质有一定的关系，一般引流量小于 20ml 时即可拆除。

4. 手术结束当天要平卧休息，避免挤压胸部。术后胸部通常会有疼痛及瘀肿的情形，术后 24 小时之内，上肢不宜过度活动。起床或者躺下时需他人协助，避免因为过度牵拉导致血肿和疼痛加重的情况发生。术后胸部疼痛通常持续 2~3 天，瘀肿则会在 1~2 周消退，其间需遵医嘱用药。术后两周内应避免性行为，以免乳房受到挤压。术后一个月内，避免上肢剧烈运动，术后两周可定期做乳房按摩，一方面帮助塑造完美乳房形态，另一方面防止形成包膜挛缩。

5. 术后保持切口清洁干燥，术后 7 天内不可以洗澡，拆线之后可以进行淋浴，但不可以泡澡，而且洗澡水的温度不能够太高，以温水为宜。淋浴后可以用生理盐水清理伤口，然后用棉签擦干，保持伤口的清洁干燥，降低感染的发生概率。

6. 术后经换药、拆除引流装置后，要佩戴束乳带，进行加压和固定，避免假体移位，建议佩戴 1~2 个月，之后可以选择不具备聚拢效果、无明显罩杯边缘且质地柔软的文胸，术后 6 个月之内最好不要穿戴钢托文胸。

7. 如果求美者有备孕计划，通常在隆胸手术 6 个月后再开始。

假体隆胸手术注意事项

术前选择合适的假体

术后加压包扎，放置引流装置

术后当天平卧休息，避免挤压胸部

术后一个月内避免上肢剧烈运动

术后佩戴束乳带 1~2 个月

术后保持切口清洁干燥

术后 7 天内不可以洗澡

术后两周内避免性行为

术后 6 个月可以备孕

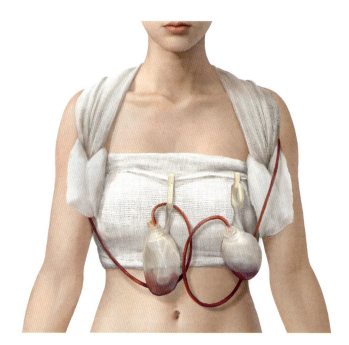

假体隆胸术后包扎引流示意图

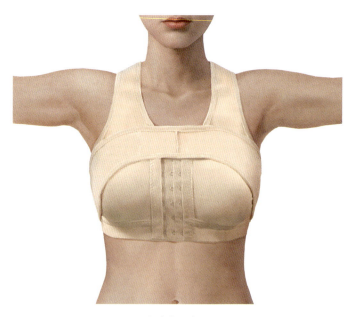

束乳袋示意图

◆ 自体脂肪隆
胸——"乾坤
大挪移"，给
多余的脂
肪"搬个家"

近年来，自体脂肪隆胸（也叫自体脂肪隆乳术）越来越受到女性的欢迎。自体脂肪隆胸既可以通过抽吸腹部、髂腰部、大腿等部位堆积的过多脂肪组织，起到塑身的作用，又可以利用"废物"填充乳房，重新塑造女性曼妙的身材。自体脂肪隆胸的优势在于自体组织不会产生排斥反应，术后乳房体积、形态都可以得到改善。

乳房作为女性第二性征的重要器官，手感也是非常受关注的问题。乳房的手感主要取决于腺体和脂肪的含量和比例。年轻女性可能因为腺体多，乳房比较坚挺；哺乳期女性因腺体增长较多，乳房比较饱满偏硬；哺乳期结束后，由于腺体萎缩，乳房出现皮肤松弛、垂软现象。自体脂肪填充不仅可以增大乳房体积、调整乳房形态，而且在适量注射自体脂肪后，乳房手感通常会变得更加饱满柔软。

同时，由于自体脂肪隆胸通常从腹部、髂腰部、大腿等脂肪量较多的部位抽取脂肪，因此可以起到瘦身、瘦腿的效果，有时也可以实现臀部塑形。自体脂肪隆胸手术无须开刀，仅有针眼大的创口，吸脂部位需要缝一针，但术后随着时间推移，疤痕会逐渐淡化至不可见；注射部位无须缝合，待其愈合后，基本不会留下明显人工痕迹。这些优点说明自体脂肪隆胸不仅能够丰胸，还具备其他整形效果，为求美者提供了更多选择。

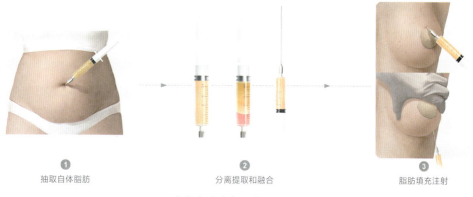

① 抽取自体脂肪   ② 分离提取和融合   ③ 脂肪填充注射

自体脂肪隆胸手术示意图

然而，自体脂肪隆胸并非没有缺点。其缺点在于目前尚没有很好办法解决的微钙化问题。脂肪填充术后微钙化不会对身体有损害或者变成肿瘤，但是在乳腺X射线摄影检查中，有时很难与乳腺癌肿块区分开。此外，脂肪结节、囊肿、脂肪栓塞等问题与医生的手术技术有一定关系。因此，在做自体脂肪隆胸手术前，需要充分了解相关风险和注意事项，选择专业的医生和医疗机构进行手术。

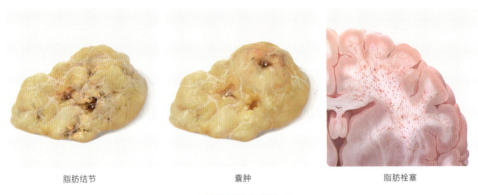

脂肪结节　　　　　　　　　　囊肿　　　　　　　　　脂肪栓塞

自体脂肪隆胸并发症

另外，自体脂肪隆胸还存在自体组织移植普遍面临的问题，那就是成活率。自体脂肪隆胸所注射的脂肪并不能够完全成活，其中一部分会经过身体的吸收代谢掉，这是正常的。剩下的部分会成活，成活后的脂肪是永久的。

根据临床经验和研究，脂肪移植成活率受许多因素的影响，比如手术当中对于脂肪的处理方法、填充的层次、求美者自身的身体情况、身体的局部血供、术后的营养补充等。一般来说，脂肪移植成活率在30%~70%。手术过程中，对于脂肪的抽取、离心提纯等步骤，都需要严格按照医学标准进行，以保证脂肪细胞的完整性，从而提高脂肪移植成活率。因此，如果一次填充无法达到预期效果，可以考虑进行二次填充。在获取脂肪时，医生需要对部位进行规划，以免出现二次填充的时候无脂肪可用。

一个人能否选择自体脂肪隆胸，取决于自身有没有足够的脂肪含量。常规取脂部位是腹部、髂腰和大腿，一般需要抽取 400～500ml。一次性过多填充会导致脂肪囊肿，成活率低，而填充量太少，则造成胸部不够饱满，手术效果不佳。术前务必找专业整形外科医生面诊，查看全身一般情况、乳房基础条件，以及脂肪含量。

自体脂肪隆胸手术一般在全身麻醉下进行，手术时间一小时左右，术后一般不需要住院，也可根据个人情况选择住院 1～2 天，术后第二天换药，5～7 天拆线，一周后可恢复正常工作。求美者可以据此安排自己的时间。

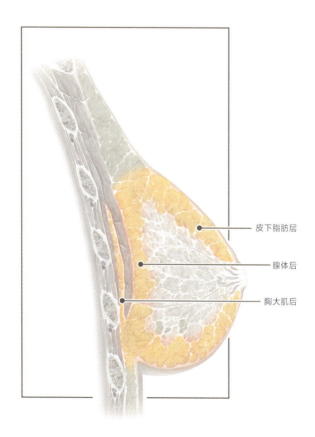

皮下脂肪层

腺体后

胸大肌后

自体脂肪隆胸的层次

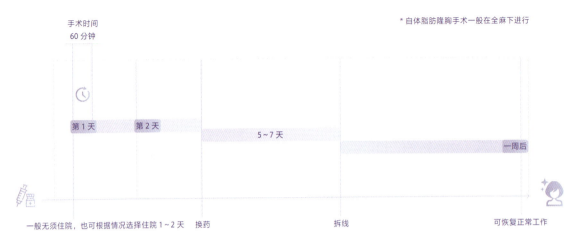

手术时间
60 分钟

第 1 天　　第 2 天　　　　5~7 天　　　　　　　　一周后

一般无须住院，也可根据情况选择住院 1~2 天　　换药　　　　　　拆线　　　　　　可恢复正常工作

自体脂肪隆胸手术疗程

✦ 自体脂肪
隆胸手术
注意事项

1. 术前尽量保证清淡、营养的饮食，全身麻醉手术需要术前禁食 12 小时，禁水至少 4 小时，以防止术中、术后呕吐引起窒息，甚至导致生命危险，不容小觑，需严格遵医嘱执行。

2. 自体脂肪隆胸所需脂肪量相对较大，术前需要预备吸脂部位的塑身衣裤，并在术后第二天换药后穿上。塑身衣裤需持续穿一个月（全天 24 小时不间断），随后的 1~3 个月可根据个人情况选择白天或晚上穿。要选择适度紧身的塑身衣裤，建议备两套，术后消肿后更换为更加紧致的那套。一般而言，穿着时间越长，吸脂部位的塑形效果越好。塑身裤建议选择长度过膝、松紧弹力适宜的款式，以避免因过紧导致静脉回流受阻，从而引起小腿、脚部浮肿。可平卧将脚抬高至高于心脏水平，同时裤脚可适当剪开以缓解张力。

3. 吸脂部位会注射肿胀麻醉液，术后 24 小时会有轻微肿胀液伴随血水渗出，属于正常现象，医生会用医用棉布进行加压包扎，24 小时后会逐渐缓解。可适当活动促进肿胀液排出。吸脂部位创口拆线前，需保持创口清洁干燥，不能沾水，避免感染。拆线后两天，可正常洗澡，不可用力揉搓。

4. 术后注意不能压迫乳房，以防脂肪组织移位和不成活。建议术后穿戴适度松紧的运动文胸，只要能够稳妥地承托乳房即可，切忌穿戴钢托文胸。尽量保持仰卧位，避免压迫乳房。

5. 填充区术后 1~3 天是肿胀期，不用担心，三天后会逐渐消肿。术后 3~5 天可遵医嘱口服适量消炎药和消肿药。针孔在痂皮脱落前需保持清洁干燥，不能沾水，避免感染。可每天使用医用棉签蘸取生理盐水轻轻擦拭伤口，然后涂上红霉素软膏或眼膏，预防感染。要让痂皮自行脱落，不可手抠，痂皮脱落后，皮肤会自行愈合，不会留下明显的印记。

6. 术后一周内不要吃辛辣刺激性食物，不要抽烟喝酒，一周后维持日常饮食习惯就好。关于术后是否应多吃海参、鲍鱼、鱼翅、燕窝等补品，我个人觉得，在经济条件允许的情况下可以吃，但并没有直接证据证明其能够提高脂肪成活率。

7. 术后三个月内不能按摩和揉搓乳房。很多人认为，术后按摩有助于脂肪分布更加均匀，提高成活率，并使乳房形态更加自然。我可以明确告诉大家，这是一个错误的做法。相反，术后按摩会导致脂肪成活率降低，从而影响手术效果。整形医生会在术中对填充完毕的乳房进行适度按摩，这样可以使得刚填充完的脂肪分布更加均匀。但移植的脂肪在成活

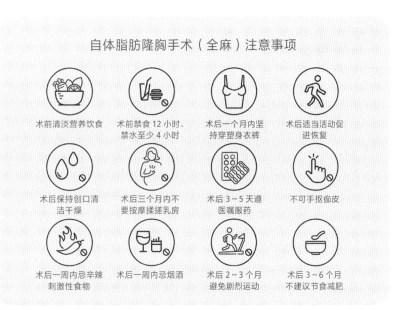

自体脂肪隆胸手术（全麻）注意事项

术前清淡营养饮食	术前禁食 12 小时、禁水至少 4 小时	术后一个月内坚持穿塑身衣裤	术后适当活动促进恢复
术后保持创口清洁干燥	术后三个月内不要按摩揉搓乳房	术后 3~5 天遵医嘱服药	不可手抠痂皮
术后一周内忌辛辣刺激性食物	术后一周内忌烟酒	术后 2~3 个月避免剧烈运动	术后 3~6 个月不建议节食减肥

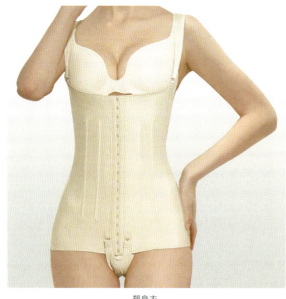

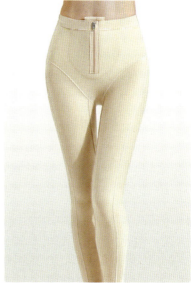

塑身衣　　　　　　　　　　　　　塑身裤

适度紧身的塑身衣裤

前期依赖脂肪细胞周围的组织液，后期需要新生的血管长入，以提供长期持续的养分和维持代谢平衡，整个过程需要 2~3 个月时间。术后 2~3 个月进行按摩，就好比在刚植的树苗根系尚未稳固前摇摆树干，那么结果可想而知，肯定会导致小树苗枯萎死亡。所以，在此期间不能用力揉捏按摩和压迫乳房，待移植脂肪稳定后，它将成为你自身的组织，会随着身体整体胖瘦而发生变化。

8. 决定脂肪成活的因素很多，其中保持移植的脂肪组织在原位，让周围新生血管长入供给养分，是其长期成活的根本，这个周期在 2~3 个月。因此建议术后 2~3 个月尽量避免剧烈运动，同时，术后 3~6 个月不要通过节食手段减肥，若营养摄入不足，脂肪成活率也会降低。

总的来说，做自体脂肪隆胸手术，不管是追求体积的增大，还是手感的真实，最终目标都应该是达到比较自然、稳定且持久的效果。在此要再次强调，术后千万不要减肥。因为减肥会导致身体脂肪量减少，可能影响到填充的脂肪组织，而保持稳定的体重，对于确保术后效果的持久性至关重要。

另外，值得注意的是，假体隆胸和自体脂肪隆胸并不是非此即彼的关系。对身体偏瘦、胸小、自身脂肪组织量不多的人来说，可以考虑自体脂肪隆胸和假体隆胸综合手术。假体可以放置在乳房后间隙或肌肉后，而自体脂肪则可以注射在周围及浅层皮下组织。这种方式相当于以假体做地基，自体脂肪做软装，使得乳房的术后手感和形态均能达到较为理想的效果。

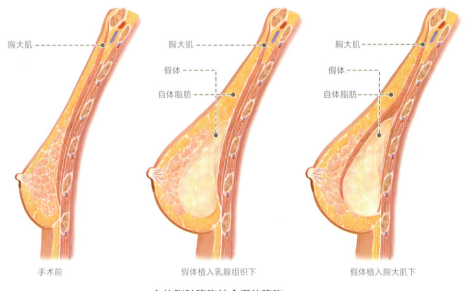

胸大肌	胸大肌 假体 自体脂肪	胸大肌 假体 自体脂肪
手术前	假体植入乳腺组织下	假体植入胸大肌下

自体脂肪隆胸结合假体隆胸

对女性来说，追求美丽的乳房形态是一种自然天性，不同的人群有不同的需求，隆胸手术只是众多胸部整形手术的其中一种。有些人希望通过隆胸手术使乳房变得丰满圆润，有些人则希望通过乳房缩小手术解决巨乳房的困扰。此外，还有些人因外伤、疾病或其他原因导致乳房缺失，他们希望通过乳房再造手术来恢复乳房形态……各种各样的乳房形态不良，都可能造成个体心理上的压抑和缺陷，甚至精神上的伤害。乳房整形不仅是女性的需求，也同样适用于男性。男性乳房的过度发育以及乳头、乳晕的畸形，也需要通过整形术来进行矫正。

乳房整形手术不仅帮助一些追求精致的求美者变得更美好，也在一定程度上弥补了很多人的缺陷，帮助他们重拾信心。

但是，在现实生活中也不乏一些审美畸形者，过度追求"童颜巨乳"形象，在丰胸的路上越走越远。女性拥有丰满挺拔的乳房可以增强自信，但是丰满绝对不是评判胸部是否美丽的唯一标准。美是多样的，胸只是身体的一部分，整体的协调灵动，远胜于局部的过度突出。

✦ 隆胸案例　　**术前分析：**这位求美者在哺乳期结束后，乳房出现松弛、下垂现象。她的乳房大小为 A+ 罩杯，自身的脂肪组织量较多。

手术方案：自体脂肪隆胸，取脂部位是大腿。脂肪提纯后注射，单侧设计填充脂肪 260ml。进针口两个，环乳晕和乳房下皱襞各一个。脂肪填充四个层次，分别是胸大肌胸小肌之间、乳房后间隙、小叶间隙和皮下。前两个层次填充目的是增大体积，第三个层次填充目的是提升凸度，皮下填充是为了调整整体形态。

术后效果：乳房罩杯从 A+ 到 B+，体积和凸度提升后松垂情况得到改善，乳房外扩的情况也得到矫正。

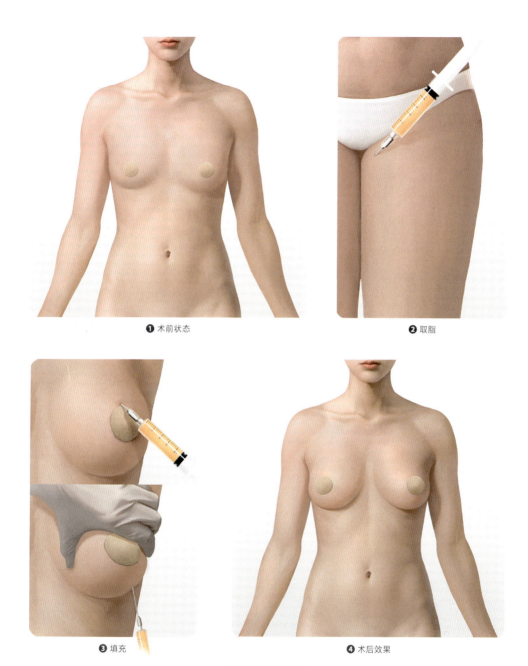

❶ 术前状态

❷ 取脂

❸ 填充

❹ 术后效果

隆胸案例示意图

速查问答，
打消你的疑惑！

医美项目种类繁多，没有人能够完全掌握所有相关知识。对于医美项目，人们往往有这样那样的疑问。为了帮助求美者快速找到自己想要的答案，破解心中疑惑，我专门收集整理了来自门诊、网络平台以及我个人自媒体账号上留言频率较高的问题，这些问题涵盖了微整注射、手术整形、科学护肤三大类，这里将逐一为大家提供解答。

微整注射篇

◆ 注射什么
针剂可以
抗衰老

水光针、除皱针、少女针、童颜针等都可以抗衰，但它们各自适用于不同的皮肤问题和年龄段。

水光针的基础成分是小分子量玻尿酸，其作用是通过皮下注射，实现皮肤深层补水。目前市场上的水光针通过添加不同的营养成分，可以实现改善皮肤干燥、消除细纹、美白、抗衰等功效。

除皱针主要针对动态性皱纹，比如抬头纹、川字纹、鱼尾纹等。水光针和除皱针可以有效减缓和预防细纹、皱纹的产生，因此常被视作长期皮肤保养和抗衰治疗的有效方法。

少女针核心成分为 CMC 凝胶和 PCL 微球，主要用于填补凹陷、改善纹路。CMC 凝胶起到即时填充效果，当被人体吸收代谢后，PCL 微球持续作用刺激胶原增生，新生的胶原蛋白逐渐取代微球。少女针更适合皮肤深层次填充。

童颜针主要用于皮肤浅层次填充，其核心成分是 PLLA（左旋聚乳酸）。PLLA 可以刺激皮肤胶原蛋白的生成，增加皮肤的厚度，使肤质更加紧致和光滑。

◆ 如何去除脸
上的皱纹

皱纹通常分为动态性皱纹和静态性皱纹。对于不同类型的皱纹，去除的方式不同。

一般来说，面部老化最先出现动态性皱纹，例如抬头纹、鱼尾纹、川字纹等。肉毒毒素可以阻断神经与肌肉之间的信号传递，起到麻痹肌肉的作用。通过注射肉毒毒素，可以使肌肉得到放松，从而达到除皱的效果。

静态性皱纹，比如法令纹、木偶纹、泪沟等，是因皮肤衰老形成的深层皱

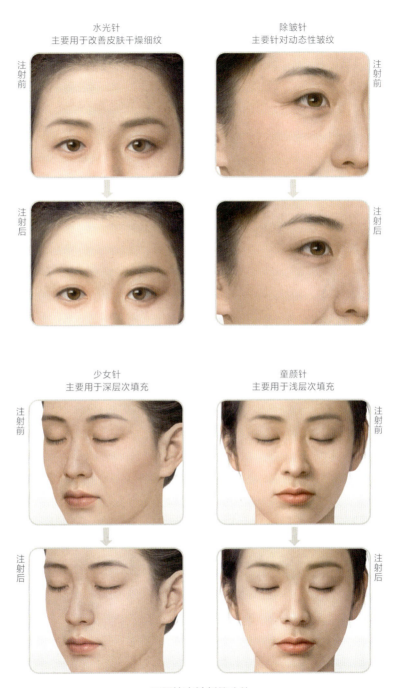

不同抗衰针剂的功效

动态性皱纹

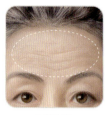

1. 抬头纹

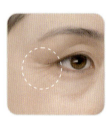

2. 鱼尾纹

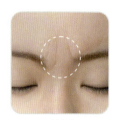

3. 川字纹

静态性皱纹

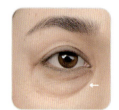

4. 泪沟

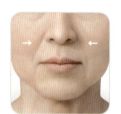

5. 法令纹

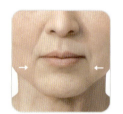

6. 木偶 / 嘴角纹

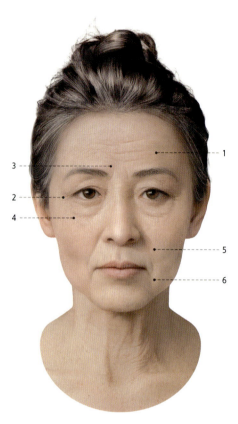

动态性皱纹和静态性皱纹分型

纹，需要通过填充治疗或者紧致治疗来改善。填充材料可以选择人工合成材料或者自体脂肪。如果皮肤老化程度较重，皮肤松弛下垂、皱纹较深，建议紧致治疗和填充治疗叠加使用，除皱效果会更好。

✦ 干细胞抗衰老真的靠谱吗

干细胞俗称"万能细胞"，是一类具有自我更新能力的多分化潜能细胞，在一定诱导条件下可以增殖并分化为其他类型的细胞。目前，干细胞技术在医学领域大多仍处于临床研究阶段。对于其在美容、抗衰方面的应用，我国卫生健康部门尚无正式批复。

我国国家药品监督管理局公布的《已使用化妆品原料目录（2021年版）》中，未收录名称中含有"干细胞"的化妆品原料。保持活性的干细胞才能起到修复皮肤组织的作用。但是，想要保持干细胞的活性，存储条件十分苛刻，一般的化妆品无法达到这一条件，因此，目前市场上的化妆品添加的成分更多是干细胞的衍生品。

干细胞在抗衰老领域的潜在应用价值备受关注，然而，值得注意的是，目前尚未实现广泛的临床应用。相关研究仍在持续深入中，相信未来干细胞技术会为抗衰老提供有效的解决方案。

+ 注射一次
  水光针等
  于敷一百
  张面膜？

水光针补水效果确切，其效果也不是面膜能够达到的。"注射一次水光针的效果等于敷一百张面膜"，这种说法虽然有些夸张，但也反映了人们对水光针补水效果的认可。

日常护肤使用的面膜、水乳等，其营养成分一般无法到达皮肤深层；相比之下，水光针是通过注射的方式将药物直接注入皮肤表层或中胚层，这种方式的营养成分吸收率是皮肤表面涂抹方式的6 000倍以上。水光针的核心成分是小分子量玻尿酸，该成分能携带自身重量500倍以上的水分。高吸收率和高保水特性保证了其补水效果。从作用原理来看，当皮肤出现深层缺水时，即使敷再多的面膜也无法让皮肤达到水油平衡。

水光针的使用需要根据个人皮肤状况，按疗程注射，通常在最初的三个月内，每个月注射一次，之后根据面部皮肤的实际情况，可以调整为2~3个月注射一次，注射后还要配合防晒、敷面膜、保湿等日常护肤措施，才能达到理想效果。

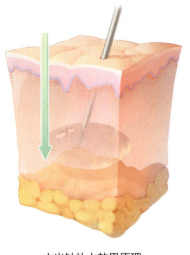
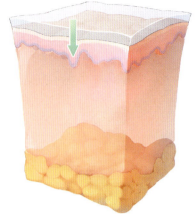

水光针补水效果原理   面膜／水乳补水效果原理

◆ 注射水光针
后皮肤又干
又黑怎么回
事儿

有些人注射水光针后会出现皮肤返干、变黑的情况，主要有以下两个原因。第一个原因是缺水。水光针的主要成分是玻尿酸，玻尿酸中的羟基会吸收皮肤周围组织的水分，导致皮肤短期缺水，而缺水又会导致肤色显得暗沉。这种缺水状态一般会持续 1~2 周。在此期间需要大量补充水分，可以每天敷 1~2 次医用面膜（械字号），持续一周。第二个原因是水光针治疗过程中对皮肤造成轻微损伤，可能导致黑色素细胞暂时性活跃，进而引起肤色加深。注射水光针后肤色短时暗沉是正常治疗反应，术后除了补水，还要注意防晒，以免针眼处出现色素沉着。大部分人在半个月至一个月内可以恢复。

需要强调的是，有人说注射水光针后皮肤出现返干、变黑现象，是因为皮肤含铅汞激素严重，水光针是在帮助排毒，这一说法是没有科学根据的。

注射水光针后皮肤除了返干、变黑，如果还伴有又痛又痒的情况，这时就要仔细审视。首先，注射针剂是否为正品？咨询医生产品是否为"械字号"，并在获取产品信息后，登录国家药品监督管理局官方网站，点击"医疗器械"一栏，根据产品产地进行选择，如选择"境内医疗器械（注册）"，输入注册证编号、注册人名称或者产品名称，即可查询是否为"械字号"产品。其次，注射层次是否正确？一般注射在真皮层中下 1/3～2/3 交界处最佳，既不会漏药，丘疹又少，效果也较好。再次，是否存在感染？操作环境、操作过程是否严格按照医疗标准进行？术后针眼是否沾水，出现感染？最后，是否出现过敏？如果持续出现皮肤红肿、疼痛和瘙痒的情况，建议及时到皮肤科就诊。

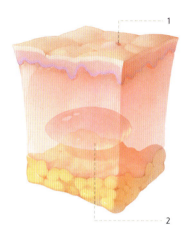

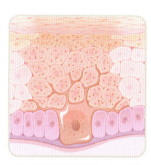

1. 注射水光针后皮肤损伤，黑色素细胞暂时性活跃，导致肤色加深暗沉

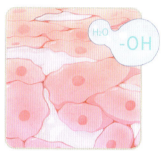

2. 玻尿酸的羟基会吸收皮肤周围组织的水分，导致皮肤短期缺水，肤色暗沉

注射水光针后皮肤又干又黑的原因

◆ 皮秒激光能解决黄褐斑吗

皮秒激光去斑效果显著，但并不是所有类型的皮肤斑点都适用皮秒激光。

特别是对于黄褐斑，使用皮秒激光可能会产生适得其反的效果。黄褐斑不同于其他色素类斑点，它的形成更多与自身免疫机制相关。当身体出现一些问题时，例如，遭遇巨大精神压力，状态不好，长期压抑等，就容易诱发黄褐斑。起初可能是点状，然后逐渐扩散变成片状。有些人长了黄褐斑后特别着急，选择用光电设备进行治疗，不仅未能改善状况，反而症状加重，甚至形成更大面积的斑块。

黄褐斑从病理上来讲属于无菌性炎症，因此如果不进行病理分析，而直接用皮秒或其他激光设备进行治疗，可能会加重病情。

治疗黄褐斑，首先，必须调整自己的生活方式，保证规律作息，拥有充足睡眠，保持心情愉悦；其次，在医生的指导下口服药物进行调理，进行一段时间的调整之后，再根据具体情况考虑是否采用皮秒激光；最后，需要特别强调一点，一定要严格做好防晒措施。

✦ 家用美容仪是不是"智商税"

市场上有各种类型的家用美容仪，包括电离子型、清洁型和射频型等。其中，射频型美容仪的工作原理是通过一种叫作"可控热损伤"的技术来激发皮肤自我修复，促进胶原纤维的新生和重组，从而达到改善肤质的目的。

家用美容仪涉及电子、材料、临床医学等多领域，从工作原理来看，其抗衰老作用在科学上是可行的，但目前行业尚无统一技术标准。技术不达标或是采用劣质元器件，会直接影响产品使用效果。例如，家用美容仪需要精确的温度控制，确保皮肤表面温度恒定在43℃左右才能发挥效果，波动范围不超过0.5℃。如果超过46℃，有可能导致低温烫伤，温度过低，又不能发挥功效。但很多产品的温控做不到这一点。另外，家用美容仪通常相对小巧，其能量和效果往往难以与专业医疗设备相媲美，因此很难期望它们能够在短时间内带来显著的改善效果。当然，坚持正确使用，也能起到一些效果。

✦ 注射除皱针之后眼皮下垂、面部僵硬、笑起来吓人怎么办

除皱针的主要成分是肉毒毒素，通过阻断神经与肌肉之间的信号传递来改善皱纹。肉毒毒素除皱是已经非常成熟的术式，但是由于存在个体差异，不能准确预见每个人对药物的反应情况。在额头部位注射肉毒毒素时，除非使用微滴注射的方式，否则采用普通注射手法很可能会在一定程度上导致抬眼不适感。如果不是本身存在上睑皮肤松弛或提肌无力，眼皮下垂一般2~4周即自行消退，不用特殊处理。如眼皮下垂严重，建议复诊。

注射除皱针以后，注射部位周边肌肉被麻痹，导致肌肉力量失衡，可能会出现肌肉活动不对称、笑起来吓人等表现。如果是在正规医院由专业医生

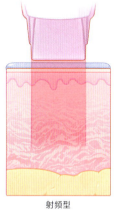

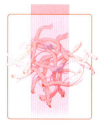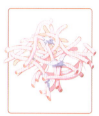

通过"可控热损伤"技术，激发皮肤自我
修复，刺激胶原增生

射频型

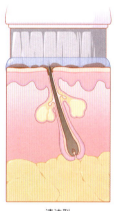

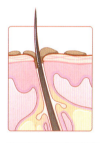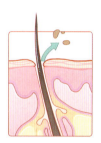

利用声波震动和仪器表面颗粒的机械摩
擦，通过物理作用清洁毛孔深层污物

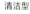清洁型

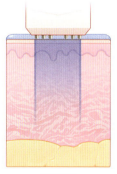

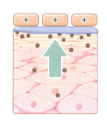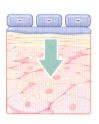

利用离子的互斥原理，将皮肤内污垢导
出，或将护肤品中离子成分导入皮肤内部

电离子型

不同类型家用美容仪的作用原理

注射除皱针，且注射层次、点位、剂量无误，一般不会出现笑起来吓人的表现。但鉴于每个人对药物的反应情况不同，即使在规范操作下，也有可能出现异常反应。通常情况下，注射后 2～4 周，肌肉会逐渐适应这种麻痹状态，力量重新达到平衡，从而恢复到自然状态。

正常注射除皱针后，有些人会有轻微的面部僵硬，属于常见的术后反应，一般 2～4 周即可恢复。如果面部僵硬严重，且持续时间较长，可能由于医生对注射剂量、注射点位、注射层次把控不到位。肉毒毒素作用维持时间较短，一般 4～6 个月就会逐渐代谢掉，面部僵硬的情况也会改善直至消失。若出现面部僵硬，可以适度热敷，加速代谢，切忌用手按摩，因为按摩后药液会渗透到邻近肌肉，从而进一步加剧面部僵硬。

另外，可以通过注射肉毒毒素抗体来加速代谢，但通常不建议采用这种做法，除非有特殊需要。一般情况下，建议等待肉毒毒素自然代谢完毕。

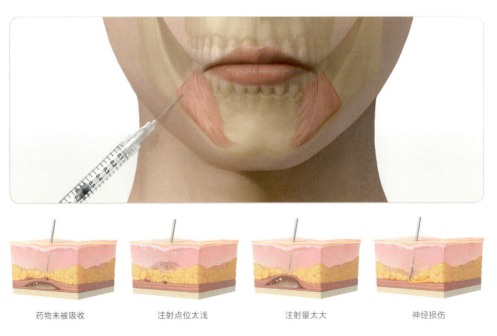

| 药物未被吸收 | 注射点位太浅 | 注射量太大 | 神经损伤 |

注射除皱针后面部僵硬的原因

除皱针对动态性皱纹，例如鱼尾纹、川字纹、抬头纹等效果确切，注射之后皱纹会变淡或消失。没有了皱纹，人也会显得年轻好看。

除皱针的效果通常只能维持 4～6 个月，因为肉毒毒素会被身体代谢。失效后想要继续保持没有皱纹的状态，就需要重新注射。

除皱针的产品厂家推荐半年打一次，可以长期注射。由于每个人的皮肤状况不同，注射频率也会有所区别。

对于表情肌比较发达、皱纹比较明显的求美者，除皱针效果维持的时间就会比较短。要保持效果，可能需要增加注射的次数。相反，对于皱纹比较浅的求美者，就可以稍微减少注射次数。

除皱针并不会导致生理上的依赖性，所谓的"上瘾"并不是身体上瘾，而是心理成"瘾"，执意追求没有皱纹、年轻、好看的状态直至成"瘾"。

在眼部注射除皱针可能会出现上睑下垂、眉毛位置下移、下睑外翻、眼睑闭合不全、干眼症、畏光、眼球损伤、眼袋加重等并发症。常见的有上睑下垂、眼袋加重。

在眼部注射除皱针时，精准把控注射点位、层次、剂量至关重要。例如，在眉间和额头部位注射时，如果注射得太深或离眉眼过近，可能会影响额头部位和上睑肌肉的功能，导致眉毛位置下移、上眼皮皮肤松弛、睁眼感到费力。类似地，如果在眼角注射时选择过于内侧的位置或注射量过大，可能会导致眼轮匝肌松弛，进一步突显眼袋。

以上问题大多罕见，且多发生于注射后 3～5 天，一般 2～4 周即自行消退，不用特殊处理，亦不留后遗症。

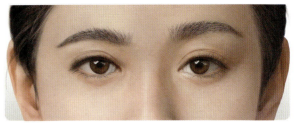

眉毛位置下移

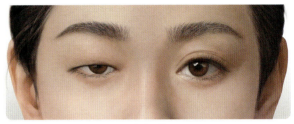

上睑下垂

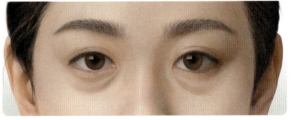

眼轮匝肌松弛

眼部注射除皱针的并发症

✦ 为什么做完
射频紧肤项
目，皮肤特
别干

射频类仪器的作用原理是通过选择性的电热源作用，电磁波在通过皮肤及皮下组织时遇到阻抗，皮肤组织中的带电粒子在电磁波的作用下会剧烈振荡摩擦、产生热量，使胶原纤维发生即刻收缩和变性，同时刺激胶原增生，从而产生持续的紧致提拉效应。

简言之，射频类仪器是通过加热皮肤来实现紧致提升的效果，很多人拿烤肉来做类比，因此在操作过程中皮肤的水分会被大量消耗，角质层中的天然保湿因子流失，做完后会感到皮肤特别干。

因此，在做完射频紧肤项目后，护理非常重要。建议多喝水，注重皮肤的水分补充和保湿。术后前三天，每天早晚各敷一次保湿面膜，之后的一周内每天敷一次，以帮助皮肤恢复水分平衡。

✦ 注射完玻尿酸后可以立刻做光电类项目吗

玻尿酸注射可以和有些光电类项目同时（同一天）做。玻尿酸注射在皮肤深层，而作用在浅表层的光电类项目不会影响玻尿酸。例如光子嫩肤，它主要是针对皮肤表皮，而玻尿酸针对的是皮肤组织深层以及皮下脂肪层，两者的作用层次不一样，因此光电类项目对玻尿酸的影响是非常小的。

但是作用层次比较深的射频类项目，例如热玛吉，不建议和玻尿酸注射同时（同一天）做，其热效应可能导致玻尿酸溶解，加速玻尿酸代谢的速度。

✦ 做完热玛吉治疗后脸变凹了是怎么回事

很多人做完热玛吉治疗后，皮肤确实紧致了，但同时也发现脸部更凹陷了。热玛吉是一项效果不错的射频类医美技术，但并不是所有人都适合。

热玛吉的工作原理是通过射频能量作用于靶组织，来加热胶原纤维，使其变性，进而触发修复重建过程，以此达到重塑胶原和支撑的作用。射频的热作用越大，修复重建就越彻底，这也体现了"不破不立"的原理。热玛吉虽然不能融脂，但是强大的射频能量，仍能使皮下脂肪产生一定程度的收缩。如果面部组织量比较少，脂肪含量低，甚至原本就有凹陷情况（面颊凹陷、太阳穴凹陷等），做完热玛吉治疗之后，虽然皮肤得到了紧致效果，但由于脂肪的收缩，可能导致凹陷更加明显。当然，出现凹陷也并不是无法逆转，在热玛吉治疗效果逐渐减弱的过程中，产生的副作用也会相应减轻，甚至完全消失。

想要避免上述情况，需注意两点：一是，如果自身面部存在凹陷，建议选择其他能量较弱的紧肤项目；二是，选择正规机构，由专业医生根据实际情况，设置相对合适且准确的热玛吉能量值。

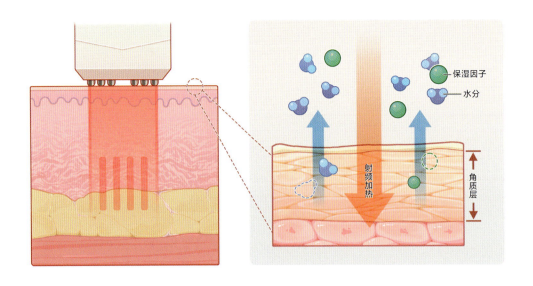

保湿因子

水分

射频加热

角质层

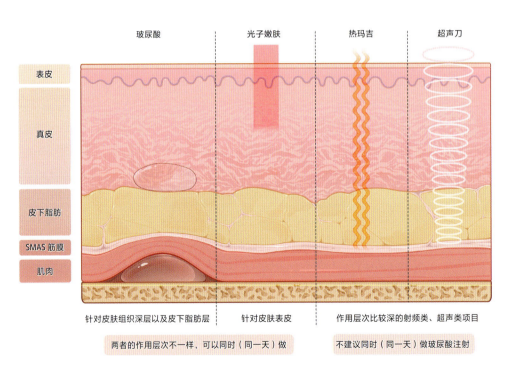

玻尿酸　　　　　　光子嫩肤　　　　　　热玛吉　　　　　　超声刀

表皮

真皮

皮下脂肪

SMAS 筋膜

肌肉

针对皮肤组织深层以及皮下脂肪层　　　针对皮肤表皮　　　作用层次比较深的射频类、超声类项目

两者的作用层次不一样，可以同时（同一天）做　　　　不建议同时（同一天）做玻尿酸注射

玻尿酸注射和光电类、射频类、超声类项目的作用层次

嘴部突出的形成原因不同，解决的办法也不一样。

一种情况是，长期张口呼吸，导致上颚骨上升，牙弓变形，从而显得嘴越来越突，临床将之称为腺样体面容。这种情况通常需要通过正畸矫正来改善，也就是通过矫正牙齿的位置和嘴部的结构来纠正突出的情况。如果嘴部突出的同时伴随着下巴短和后缩，那么可以考虑通过下巴填充来调整面部比例，从而改善嘴部突出的情况。此外，也可以同时进行法令纹填充，以进一步改善面部外貌。

另一种情况是，鼻基底凹陷，导致中面部凹陷、不饱满，法令纹加深，同时还会显得嘴突。这种情况就需要通过手术或注射的方式将鼻基底垫起来。常见的填充物有玻尿酸、自体脂肪、膨体等。每种材料各有优劣，每

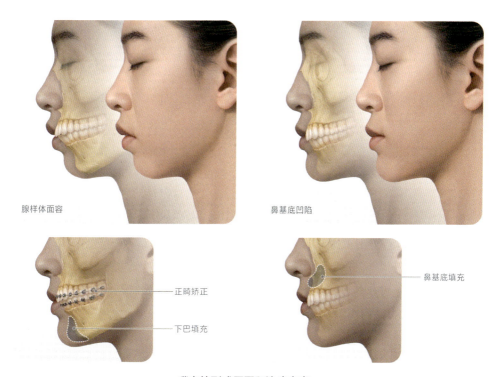

腺样体面容

鼻基底凹陷

正畸矫正

下巴填充

鼻基底填充

嘴突的形成原因和治疗方案

个人的凹陷程度不同，整体的面部轮廓也不一样，因此一定要根据自身情况进行合理选择。

✦ 黑眼圈怎么去掉 黑眼圈是一种常见的面部问题，通常分为三种类型：色素型、血管型和结构型。了解黑眼圈的类型对于选择合适的去除方法至关重要。

色素型黑眼圈通常由黑色素沉积引起，可能与先天遗传、过度日晒、皮肤炎症、外伤等有关。针对这种类型的黑眼圈，通常推荐使用激光或光子等光电设备，以帮助减轻黑色素的沉积，改善黑眼圈。

血管型黑眼圈通常由眼周区域的血管问题引起，可能是因为长时间熬夜、眼部淤血等。对于这种情况，可以使用人工合成材料或自体脂肪来填充凹陷区域，改善黑眼圈。

结构型黑眼圈可能与泪沟凹陷、眼袋突出有关，导致在眼部下方形成阴

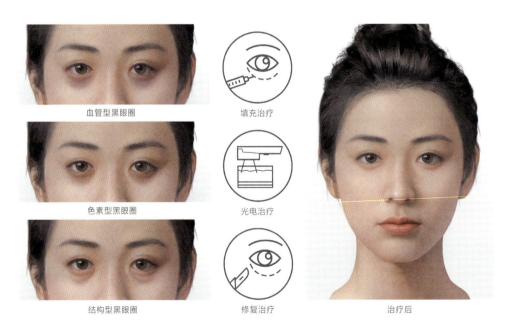

血管型黑眼圈　　　　填充治疗

色素型黑眼圈　　　　光电治疗

结构型黑眼圈　　　　修复治疗　　　　治疗后

不同类型黑眼圈的去除方法

影。这种黑眼圈通常需要通过外科手术或注射来进行修复，以平衡下眼部区域的凹陷和突出。

去除黑眼圈之前先确认自己是哪种类型的黑眼圈，再去选择对应的去除方式。

◆ 川字纹怎么去掉

川字纹并不能被完全消除，但可以通过适当的方式来改善。这些纹路是由于长期的习惯性皱眉、面部表情以及皮肤的老化而形成的。川字纹可以分为两种类型：动态性和静态性。

动态性川字纹在皱眉或做特定面部表情时可见，不做这些表情时通常不明显。这种类型的川字纹可以通过定期注射肉毒毒素来放松相关的肌肉，从而减轻皱纹。

静态性川字纹则指即使在不做表情时也可见的纹路。静态性川字纹的处理需要更全面的方法。首先可以通过注射肉毒毒素来减轻肌肉收缩，然后用填充材料对较深的皱纹和凹陷区域进行填充，以获得更平滑的皮肤。这两

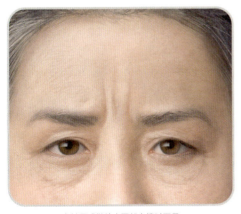

在皱眉或做特定面部表情时可见

动态性川字纹

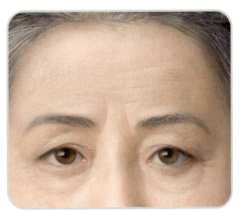

不做表情时也可见

静态性川字纹

个步骤通常可以在同一天完成，但医生也可能会根据凹陷程度和个体需要，建议选择适当的时间进行填充。

总之，要想改善川字纹，建议咨询专业医生，他们会根据个体的具体情况提供最合适的解决方案。

✦ 川字纹能否
　永久去除严格来讲，川字纹无法永久去除。

川字纹也叫眉间纹，是一种正常的面部表情纹，由于长期习惯性皱眉而产生。在早期阶段，即静态性川字纹形成之前，可以通过定期注射肉毒毒素来放松肌肉，从而避免皱纹过早出现。如果静态性川字纹已经形成，纹路比较深的人通常都伴随着眉间菱形区萎缩凹陷，这时候就需要肉毒毒素注射配合填充。需要注意两者的顺序：先注射肉毒毒素，再做填充。

肉毒毒素除皱的作用时间是 4~6 个月，之后皱纹又会出现，需要再次注射。日常也要注意给皮肤补水保湿，如果皮肤干燥，更容易产生细纹。

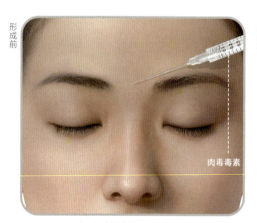

可以通过定期注射肉毒毒素，避免
过早形成静态性皱纹

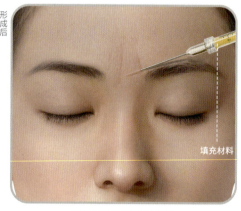

需要肉毒毒素注射配合填充，
解决眉间菱形区萎缩凹陷

静态性川字纹形成前后的去除方法

以上方式都只能短期控制或改善川字纹，并不能将其永久去除。

✦ 眼睛下面
的皱纹怎
么去除眼下皱纹主要是由于皮肤干燥缺水、胶原蛋白流失、皮肤衰老松弛造成，在治疗时应针对皱纹形成的原因及其深浅程度，选择对应的治疗方式或者进行综合治疗。

对于眼周鱼尾纹，可以通过注射肉毒毒素来改善。肉毒毒素的效果通常持续 4~6 个月，因此需要定期注射以保持效果。

眼下干纹是由于皮肤干燥引起的皱纹，可以通过注射水光针来改善。这种方式可以增加皮肤的水分含量。此外，在日常生活中，保持皮肤的水分和采取防晒措施也很重要。

对于皮肤衰老导致的眼周皱纹，可以通过使用光子或射频设备来治疗。例如，Fotona4D、热玛吉、黄金微针等设备可以刺激胶原蛋白的生成，收紧皮肤，改善细纹。

注意：不管采用哪一种方式，一定要选择正规医疗机构由专业的医生进行操作。

✦ 脸上皮肤
松弛下垂
怎么办要解决面部皮肤松弛下垂问题，必须先了解其松垂的原因，再选择合适的术式。

面部皮肤的老化通常有以下三个主要原因：

第一，皮肤质地和弹性下降。这是由于随着年龄增长，皮肤逐渐失去弹性和年轻时的质感。
第二，面部软组织问题。这包括 SMAS 筋膜层松弛，以及面部脂肪萎缩或下垂，导致面部轮廓变得松弛。

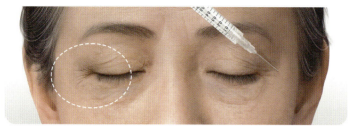
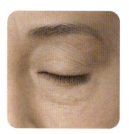

眼周鱼尾纹——注射肉毒毒素　　　　　　　治疗后

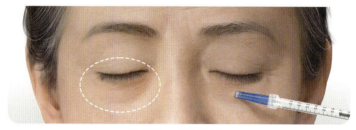
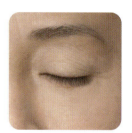

眼下干纹——注射水光针　　　　　　　治疗后

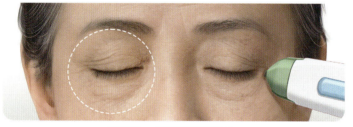
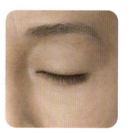

眼周皱纹——使用光子或射频设备　　　　　　治疗后

不同皱纹的治疗方案

第三，面部整体体积减小。这包括脂肪萎缩以及颅颌面骨萎缩，导致面部轮廓出现松弛和凹陷。

根据皮肤松垂的程度，可以采取不同的解决方案：

轻度松垂：可以选择使用光电仪器设备，如热拉提和 Fotona4D 等，来改善皮肤的质地和弹性。这些治疗方法通常可以帮助皮肤变得更加紧致。

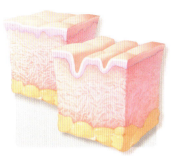

皮肤质地和弹性下降

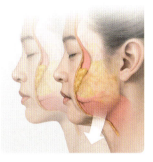

面部软组织问题

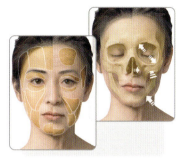

面部整体体积减小

面部皮肤松弛下垂的原因

中度松垂： 可以使用热玛吉治疗方法。有时候，组合不同治疗层次可以获得更好的效果。

重度松垂： 可以考虑拉皮手术。在某些情况下，光电治疗也可以用作辅助治疗，以帮助维持紧致的效果。

松垂伴有萎缩凹陷： 如果松垂伴随着面部萎缩和凹陷，面部填充可能是一个好的选择，可以使用自体脂肪或人工合成材料来填充凹陷的区域。

◆ 注射生长因子的副作用是什么

生长因子注射或填充后会造成细胞的异常增生，其作用不可控，可能引起组织无序生长，其生长的范围和程度无法预知，从而可能导致畸形。一旦出现问题，生长因子的取出是非常困难的。即使做取出手术，也很难取干净，通常需要进行多次手术。

需要明确的是，目前我国国家药品监督管理局只批准了外源性生长因子作为外用药使用，其有促进伤口愈合的作用。注射或口服生长因子都是国家明令禁止的。

目前可用于整形美容的生长因子是从自身血液或者脂肪提取的，比如富血小板血浆是从自体血液中提取的，每200ml血液可以提取约10ml富血

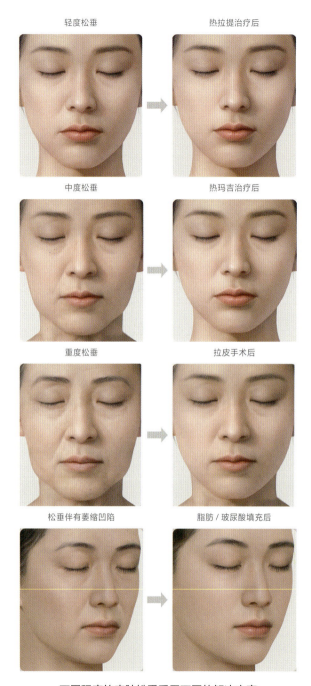

轻度松垂　　　　　　　热拉提治疗后

中度松垂　　　　　　　热玛吉治疗后

重度松垂　　　　　　　拉皮手术后

松垂伴有萎缩凹陷　　　脂肪 / 玻尿酸填充后

不同程度的皮肤松垂采用不同的解决方案

小板血浆。富血小板血浆富含的大量生长因子，具有促进成纤维细胞增殖等多种作用，可用于表皮修复和自体脂肪填充后增加成活率。

在临床实践中，曾遇到一些患者通过生长因子注射进行下巴塑形，但其对所使用的药物种类及生产厂家信息不明确。随后几年，患者下巴组织出现持续异常增生，导致下巴不断加长。尽管通过手术进行取出，但增生现象仍表现出顽固性。

◆ 月经期可以做医美项目吗

医美项目有很多，可以分为有创型和无创型两大类。

一般不建议月经期做注射、填充、吸脂等会出血、创伤较大的医美项目。因为月经期机体凝血功能减弱，血液不易凝固，易造成术中出血量增多，加重术后瘀斑、肿胀。同时，月经期机体免疫力也会降低，容易发生感染。另外，月经期体内激素分泌变化，特别是痛经的人，这时候对疼痛可能会非常敏感。

对于光子嫩肤、激光脱毛、钻石超塑等不会出血、无创型的医美项目，是可以做的。

手术整形篇

在接受整形手术时，选择局部麻醉还是全身麻醉，是一个需要慎重评估的决策。这两种麻醉方式有各自的优点和适用情况。

局部麻醉是在手术部位用细针注射麻醉药物，注射时会有可以忍受的胀痛感，手术过程中基本无痛感。局部麻醉的好处是术后能快速康复，且通常无须全程监护。

全身麻醉是通过将药物注入静脉的方式进行麻醉。全身麻醉后，患者会处于睡眠状态，全程无痛感。这种麻醉方式通常适用于手术范围较大或需要患者完全无知觉的情况。全身麻醉手术结束后，需要患者在专业麻醉师的指导下缓慢苏醒。

麻醉药会通过人体的代谢系统排出体外，通常在 6~8 小时后排出，不会残留在体内，也不会对身体造成伤害。

手术时选择局部麻醉还是全身麻醉？以吸脂手术为例，小面积的吸脂可以选择局部麻醉，大面积的吸脂建议选择全身麻醉。吸脂手术过程中会用到肿胀麻醉技术来提高手术安全性。

所谓肿胀麻醉技术，是在生理盐水中加入麻醉药利多卡因和少量肾上腺素。这种技术有三个主要作用：一是增大脂肪组织的体积，使脂肪抽取更容易，术后皮肤更加平整；二是利多卡因提供局部麻醉作用，减轻术中和术后的疼痛；三是肾上腺素可使局部血管收缩，降低脂肪进入血管的可能性，减少脂肪栓塞等并发症的风险。

因此，对于小面积的吸脂手术，在局部麻醉下就可以完成，术后患者可能会觉得有点儿麻木不适，但通常不会有显著的疼痛感。对于大面积的吸脂手术，尽管同样会注射肿胀麻醉液，但由于注射面积大且量多，患者在注射过程中可能会有可忍受的胀痛感，在这种情况下，还是建议全身麻醉。

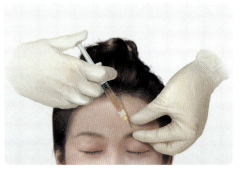

麻醉区域为身体局部

术后快速康复,
无须全程监护

局部麻醉示意图

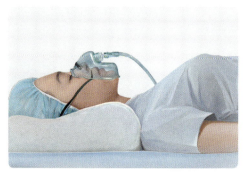

麻醉区域为全身

需在专业麻醉师的指导下
缓慢苏醒

全身麻醉示意图

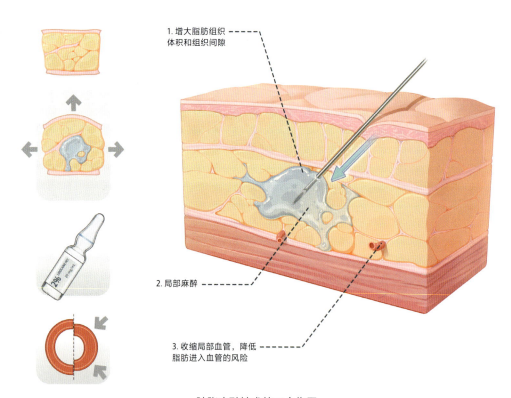

1. 增大脂肪组织
体积和组织间隙

2. 局部麻醉

3. 收缩局部血管,降低
脂肪进入血管的风险

肿胀麻醉技术的三个作用

当然，最终的麻醉方式还应结合自身承受疼痛的能力来选择。

✦ 医生，我觉
得我是瘢痕
体质，是不
是不能做脂
肪填充

瘢痕体质者不仅不能做脂肪填充，其他的整形手术也不建议做。

让我们先来了解一下瘢痕体质。瘢痕体质是一种罕见而又复杂的情况，表现为皮肤创口的瘢痕明显大于正常情况，通常伴随局部发红、疼痛、瘙痒等症状。这些瘢痕可能会持续增长，即使治疗后获得改善，也可能会复发。

然而，有瘢痕或瘢痕疙瘩并不能直接判定为瘢痕体质。很多人因身上有多年前留下的白色平坦瘢痕或者瘢痕疙瘩，就误以为自己是瘢痕体质，事实上，瘢痕体质者非常少见。目前还没有专门用于检测瘢痕体质的特定方法，只能靠医生的观察和经验来判断。因此，如果你怀疑自己是瘢痕体质，最好先找医生确认。

凡是手术都会有创口，瘢痕体质者的皮肤在受到创伤并愈合后，瘢痕会一直生长并且侵蚀周边正常皮肤，形成的瘢痕比创口还要大，还伴有局部发红、疼痛、瘙痒等症状。如果不干预治疗，瘢痕可能会继续扩大，即使通过治疗后获得改善，之后出现增生和复发的可能性也会较高。如此，明知自己为瘢痕体质而非要手术，肯定得不偿失。

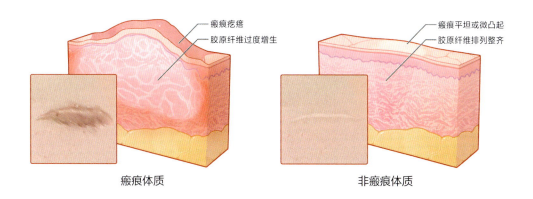

瘢痕体质

非瘢痕体质

+ 面部脂肪
  填充有哪
  些危害

面部脂肪填充的并发症有面部脂肪吸收不均匀，这可能导致皮肤凹凸不平、出现脂肪结节等。此外，任何操作都可能伴随脂肪栓塞的风险。脂肪栓塞是指脂肪进入血管系统并阻塞了血流，这和整形医生的技术有关，也和求美者自身体质有一定关系。

不过，需要明确的是，目前脂肪填充术式已较为成熟，只要是在正规的医院或机构，由专业的医生进行规范操作，一般情况下不会出现危害。需要注意的是，手术后的护理和注意事项同样至关重要。

自体脂肪填充后，首先面临的就是脂肪组织成活的问题，前期成活需要从周围的组织液中获取氧分和营养，后期成活需要新长入的毛细血管提供营养物质。在脂肪组织彻底成活之前，不能用力揉搓，否则会降低成活率并造成移位。额头填充后尽量避免戴帽子，防止饱满的额头被帽檐压迫出条状凹陷。如果做了太阳穴和苹果肌的填充，术后 1~2 个月尽量避免佩戴框架眼镜，因为眼镜腿和鼻托会压迫填充部位导致凹陷。

+ 面部填充选
  择玻尿酸还
  是自体脂肪

对于面部填充，选择合适的材料通常取决于术前评估、求美者的个人需求和其填充区域的大小。面部大面积填充建议选择自体脂肪，小部位填充既可以用自体脂肪，也可以用玻尿酸。玻尿酸填充和自体脂肪填充都是相对较成熟的术式，两者各有优缺点。

自体脂肪填充使用自身的脂肪，易获取且不存在排斥反应，成活后会一直存在，效果维持时间更久。自体脂肪填充会使面部线条更柔和流畅，同时自体脂肪中富含干细胞，填充凹陷的同时，还可以改善肤质，使皮肤更细腻。

玻尿酸填充方便快捷，即填即走，几乎不需要恢复期，但其缺点在于玻尿酸是可吸收的，即使是品质比较高的玻尿酸，其效果最多也只能维持一年多，而且越是品质高的玻尿酸，价格就越贵。单支玻尿酸的容量通常在

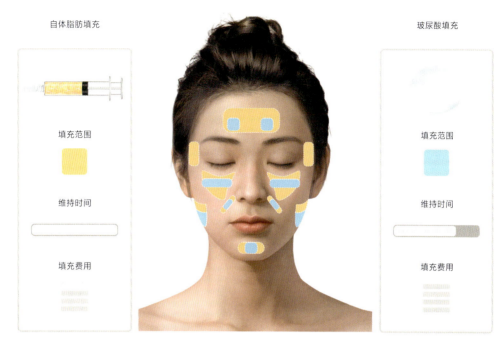

自体脂肪填充

填充范围

维持时间

填充费用

玻尿酸填充

填充范围

维持时间

填充费用

自体脂肪填充和玻尿酸填充对比

0.8~1ml，适用于小部位填充，但是对于大面积填充，由于用量较多，性价比不高。

全脸脂肪填充术后，什么时候能按摩，多久可以恢复运动

全脸脂肪填充是一项复杂的整形手术，术后护理和活动需格外谨慎。

全脸脂肪填充术后，要等到填充的脂肪完全成活后才可以按摩，这个过程一般要三个月。

在做完全脸脂肪填充术后，不能用力揉搓面部和压迫术区，但用清水洗脸并轻柔擦拭、敷面膜，不会对术后恢复产生不良影响。

很多人都有良好的运动习惯，但是在全脸脂肪填充术后三个月内，不建议进行剧烈运动，尤其是有氧运动。自体脂肪填充存在成活率的问题，决定脂肪成活的因素很多，其中保持填充的脂肪组织在原位，让周围新生血管长入供给养分，是其长期成活的根本。这个周期为 2~3 个月，因此建议术后 2~3 个月尽量避免剧烈运动，特别是会消耗脂肪的有氧运动，适量的拉伸运动是被允许的。

此外，注意不要通过极端节食来减肥，因为这可能导致摄入的营养不足，从而影响脂肪的成活率。

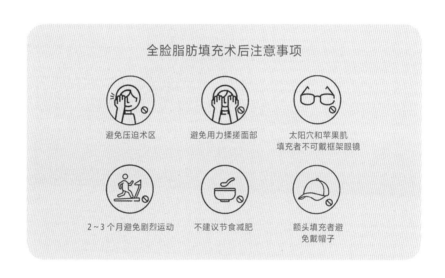

太阳穴凹陷、额头不饱满，怎么改善

太阳穴凹陷、额头不饱满，可以通过注射填充改善。

填充材料可以选择人工合成材料，例如胶原蛋白、玻尿酸，也可以选择自体脂肪。对于额头、太阳穴等部位的大面积填充，我个人建议填充自体脂肪。

玻尿酸或者胶原蛋白填充虽然基本不需要恢复期，但是人工合成材料毕竟不属于自体，可能会出现排斥反应，且效果维持时间短，易有假面感，大面积填充的性价比也较低。

自体脂肪填充，脂肪取自自身，因此不会产生排斥反应，成活后效果更加自然，且维持时间久。其缺点是存在脂肪成活率问题，特别是太阳穴部位的脂肪成活率相对较低，可能需要进行多次填充。同时，额头填充要特别注意填充的层次和剂量，避免形成"寿星额"。

✦ 太阳穴凹陷，填充后效果能维持多久

针对太阳穴凹陷的填充，不同填充材料的效果维持时间不同。

一般来说，玻尿酸填充效果可以维持 6 ~ 12 个月。然而，需要注意的是，玻尿酸是可被吸收代谢的材料，而不同交联程度的玻尿酸，其填充效果维持的时间可能不同。

自体脂肪填充一般抽取大腿内侧或腰腹部脂肪进行填充，这种手术需要一定的恢复期，同时填充脂肪的成活率可能因个体差异而有所不同，特别是在太阳穴等区域，成活率较低的情况下可能需要进行二次或多次填充。

✦ 法令纹填充后有硬块，多久才能变软

法令纹深层填充一般选择支撑性比较好的大分子量玻尿酸。术后初期，由于玻尿酸还没有和自身组织相融合，可能会出现面部僵硬、不自然的感觉；随着玻尿酸逐渐被人体吸收，填充部位慢慢就会变得柔软自然。

这个过程一般需要 5 ~ 7 天，但不同体质的人会有差异，有的人可能需要半个月左右。术后一周内注意不要用力按摩、挤压注射部位，以免造成移位。

如果术后一个月面部还是发硬，就需要到医院检查，是否出现排斥反应或者是肉芽肿。

正规的玻尿酸注射针剂，会随着时间逐渐被身体吸收和代谢，如果超过一年仍未吸收，又比较担心风险，建议通过超声检查进一步明确情况。

◆ 眼窝凹陷，
填充脂肪后
效果可以维
持多久

自体脂肪填充眼窝涉及脂肪成活率问题，需要少量多次填充以提高效果满意度。不同于其他人工合成材料会降解吸收，自体脂肪填充成活后跟自体组织融为一体，可以存活数年。

随着年龄的增长，眼周脂肪、组织逐渐萎缩，呈现出眼球后缩、上睑凹陷的衰老状态。若已经能明显看到睑颊沟（即眼眶很明显），眼球较之前突出来了，可以通过自体脂肪填充眼窝来改善。

需要注意的是，眼睑的皮肤比较薄，任何不平整都会显现凹凸感，因此自体脂肪填充眼窝对医生技术要求非常高。在进行自体脂肪填充眼窝时，需要分深层和浅层两个层次进行。深层填小颗粒脂肪，可以起到一定的支撑作用；浅层填更加细致的纳米脂肪，确保填充区域更平整，且其富含生长因子、脂肪干细胞等活性物质，可以改善黑眼圈、眼周细纹。同时也要注意填充的量，眼睑凹陷部位若填充过量，极易形成肉条。操作过程中还需注意：避免血管损伤，因为眶隔里面有很丰富的血管，一旦将脂肪注射到血管里，就会出现栓塞，进而引发严重的并发症。尽量注射在眶隔里面，如果注射到皮下，稍有不平整，就会显现凹凸感。浅层注射时尽量采用均匀且放射状的注射方式，以避免局部出现凹凸不平。

注射之后，还需要以手法塑形，使整体更加柔和平整。

◆ 泪沟填充多
长时间可以
恢复

泪沟填充恢复时间与选择的材料以及个人体质、医生技术、术后护理等密切相关。一般来说，泪沟填充人工合成材料恢复期是 2～3 周，填充自体脂肪完全恢复需要三个月。如果个人体质健壮、医生技术高超、术后护理到位，则可以使恢复期缩短。

需要注意的是，眼周的皮肤比较薄，不管是人工合成材料还是自体脂肪，都需要比较细小的颗粒。自体脂肪填充深层用小颗粒脂肪，填充浅层用纳米脂肪，否则容易出现凹凸不平，或者填出眼袋。

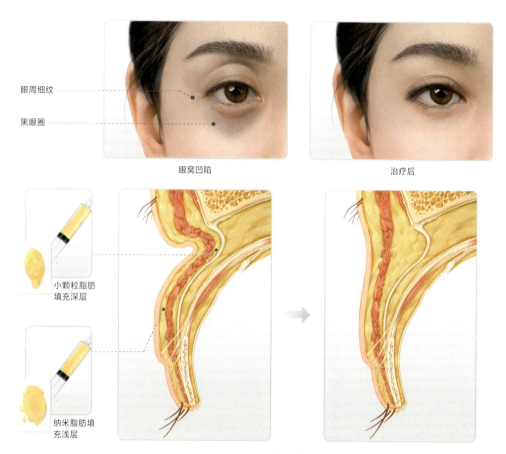

眼周细纹

黑眼圈

眼窝凹陷

治疗后

小颗粒脂肪
填充深层

纳米脂肪填
充浅层

自体脂肪填充眼窝术

◆ 做了眼袋
去除手术
后还会复
发吗

眼袋去除手术不是一劳永逸，做完之后还是会再出现，只不过复发间隔和
医生的技术以及后期保养有很大关系。

外路眼袋手术通常能带来较持久的效果，如果眼袋脂肪去除得比较合理，
且皮肤切除得比较适当，效果可以保持 5 ~ 10 年。然而，这并不是说手术
后必然会再次出现眼袋，而是说术后的效果会随时间逐渐减弱。做完眼袋
去除手术后，如果不注重日常保养，经常熬夜，维持的时间就会缩短。

如果手术中脂肪或者皮肤去除量不足，可能会导致再次出现膨出，就需要进行二次手术，重新去除脂肪和皮肤，以修复问题并进一步改善外观。

✦ 双眼皮手术和切眉手术可以一起做吗

双眼皮手术和切眉手术只是上睑皮肤松弛矫正的不同术式，最终的选择取决于求美者的具体情况和期望，选择适合自己的术式即可，不需要一起做。

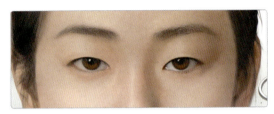

术前

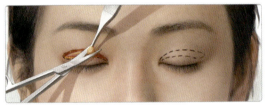

去除多余皮肤

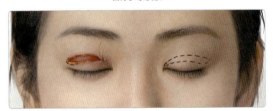

缝合

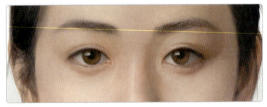

恢复后

双眼皮手术示意图

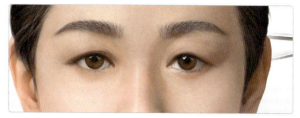

术前

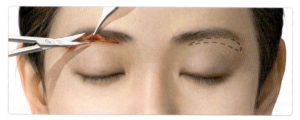

眉下做切口，去除多余皮肤与肌肉

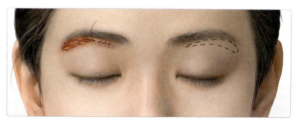

缝合

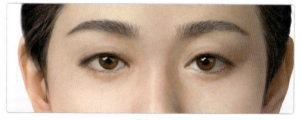

恢复后

切眉手术示意图

随着年龄的增长，上睑皮肤松弛下垂后，大部分人会出现双眼皮变单眼皮，或者"三角眼"的情况，这时候要改善的话，就需要做上睑皮肤松弛矫正术。上睑皮肤松弛矫正有两种方式：一种是切眉手术，又叫提眉术；另一种是双眼皮手术。

切眉手术是在眉毛下缘做切口，可以最大限度地去除多余皮肤，同时切口在眉下，有时为上睑最终形态，会适当去除部分眉毛。这种术式疤痕十分隐蔽，文眉后几乎看不出。但眉眼距离特别窄的人不适合这种术式。

双眼皮手术是在上睑处做一个切口，去掉多余皮肤和脂肪组织，然后进行缝合，形成双眼皮。这种术式去皮量比较有限，不适合上睑皮肤特别松弛的人，而且恢复期比较长。

纤维脂肪隆鼻不需要取出。我个人觉得有两方面原因：

一是填充的脂肪不可能完全成活，部分脂肪可能会被吸收。根据目前的临床观察，脂肪成活率为 30%~70%。

二是纤维脂肪隆鼻其实是通过增加鼻子的组织量来改善形状。因为鼻梁空间有限，为避免鼻子变宽，我不会注入太多脂肪。一般情况下，注入 1~2ml，就可以达到较好的塑形效果。

如果求美者以后想要鼻子更高一点，考虑植入假体，之前的纤维脂肪会增加鼻子的组织量，从而使假体植入效果更好，更不容易出现形状不自然的情况。

✦ 怎么改善大饼脸

要改善大饼脸，可以根据个人情况，采用"加减法"式面部整形。

减法：如果面部组织量相对较多，可以考虑进行面部吸脂或使用融脂设备，以去除多余的脂肪，从而改善脸形。这对于减少面部脂肪的堆积非常有效，能使面部轮廓看起来更加清晰。

加法：若面部显得宽大是由于咬肌过于发达，可以考虑接受肉毒毒素（瘦

278 ✦ 医美必修课：科学变美的实践指南

脸针）注射，以减小咬肌的体积，从而实现瘦脸的效果。这个方法具有可逆性，见效较快。

综合填充：对于整体轮廓较大但显得扁平的情况，如鼻梁较低、苹果肌不够饱满或颧弓较宽，可以考虑进行面部轮廓填充。可以选择自体脂肪填充或人工合成材料填充，以增加面部轮廓的立体感。这种方法不需要动骨头，可以在不进行侵入性手术的情况下改善脸形。

无论采用哪种方法，重要的是在咨询专业医生后，选择适合自己情况的方式。

✦ 去双下巴最
有效的方法
是什么

改善双下巴最有效的办法就是减脂、紧致。

双下巴形成的原因主要有两个：脂肪堆积和皮肤松垂。有些偏胖的人，脖子周围脂肪堆积过多，就会产生双下巴；有些人因为快速减肥或者皮肤衰老，皮肤变得松弛下垂，堆积在颏下形成双下巴。

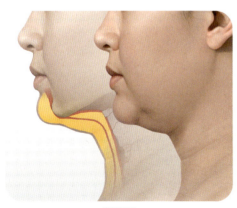
脂肪堆积

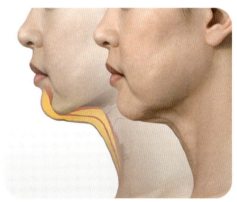
皮肤松垂

双下巴形成的原因

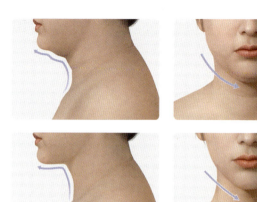
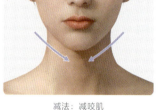
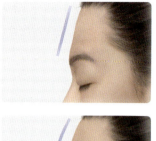
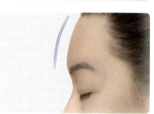

减法：减脂　　　　　　　　　减法：减咬肌　　　　　　　　　加法：综合填充

改善双下巴的方法

对于脂肪型双下巴，可以通过下颌缘吸脂手术或融脂设备改善。吸脂手术在去除脂肪的同时，利用皮下瘢痕粘连，能够起到一定的皮肤收紧作用，但其缺点是手术有创伤，通常需要三个月的恢复期，术后必须戴颈颌套。对于不能接受手术或者脂肪量不是特别多的人，可以通过钻石超塑进行改善，钻石超塑在融脂的同时还有紧致皮肤的作用。

对于皮肤松垂型双下巴，可以通过射频类紧肤设备来改善，如果松垂程度严重，就需要通过手术收紧下垂肌肉，去除多余皮肤。

对于因脂肪堆积和皮肤松垂共同导致的双下巴，则需要根据具体情况采用综合方式进行改善，临床上较为常见的治疗方式是下面部吸脂手术结合术中应用钻石精雕进行皮肤紧致处理。

◆ 全身吸脂术后多久可以恢复

吸脂术后恢复是一个渐进的过程，一般需要 3~6 个月，不过具体的恢复时间会因个体差异而有所不同。

术后 1～3 天：由于炎性渗出、肿胀液尚未完全排出，以及抽脂区域可能出现渗血渗液情况，整个吸脂区域会比较肿胀，皮肤会出现瘀斑。

术后 4～7 天：进入快速消肿期，吸脂区域的疼痛感逐渐减弱消失，皮肤上的瘀斑情况逐渐改善。

术后 1 个月：持续消肿，吸脂手术会在一定程度上对神经末梢造成损伤，术后患者可能会出现不同程度的牵扯性疼痛、麻木等不适感，但疼痛一般在术后两周内可缓解，麻木感可能需要两个月甚至更长时间才能完全消失。

术后 3～6 个月：进入稳定期，皮肤的麻木感和僵硬感渐渐消失，皮肤的柔韧性逐渐恢复，塑形效果逐渐显现。

需要注意的是，全身吸脂手术不宜一次性完成，因为这不仅会给身体带来较大创伤，而且手术时间过长，会增加手术风险。建议按部位分阶段进行，如分腰腹、四肢、肩背。

为达到吸脂手术的最佳效果，术后一定要穿塑身衣。建议在术后第一个月内尽量全天候穿塑身衣，穿的时间越久，塑形效果越好。一般来说，上臂穿一个月左右，腰腹、下肢穿三个月左右。

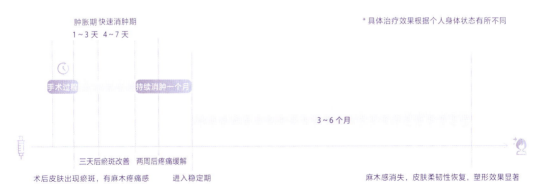

全身吸脂术的恢复过程

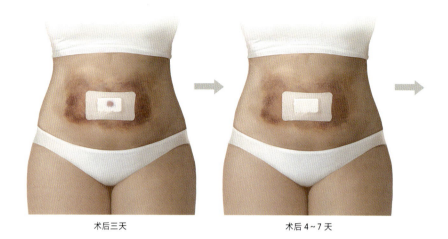

术后三天 　　　　　　　　　　　　　术后 4~7 天

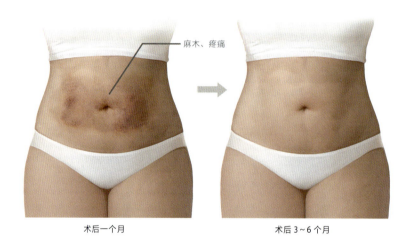

麻木、疼痛

术后一个月 　　　　　　　　　　　　术后 3~6 个月

全身吸脂术后恢复期

+ 吸脂手术
对身体有
伤害吗　　所有侵入性手术，都会有一定的创伤。吸脂手术相对而言创伤性较小，只要医生具备专业技术，并且在术后得到妥善护理，长期来看，通常不会对身体造成伤害。

　　吸脂手术俗称抽脂。医生首先进行术前设计，标记需要吸脂的部位、范围和程度；然后在标记区域通过手工或者吸脂机将肿胀麻醉液注入脂肪层；

待局部肿胀满意后，再用合适口径的吸脂针抽出脂肪组织。整个过程中，肿胀麻醉液至关重要，里面配有 0.04% 或者 0.06% 的利多卡因（这是浓度很低的配比，其他手术常用的局部麻醉液浓度为 0.5%），还加入了肾上腺素。配制好的肿胀麻醉液不仅可以起到局部麻醉的作用，使得吸脂术中及吸脂术后患者不会感到疼痛，而且可以使脂肪层中的小血管收缩，降低脂肪进入血管的风险，从而将脂肪栓塞的概率降到极低（大部分脂肪栓塞其实是由于操作暴力导致的）。局部麻醉药物通过人体代谢系统，基本在 6~8 小时内排出体外，不会有残留，不会对身体造成伤害。此外，如果手术操作不当，可能会导致术后不均匀的外观，但这对身体的整体健康不会造成伤害。因此，选择一个经验丰富、技术精湛的医生，是保障安全美丽的关键。

◆ **自体脂肪隆胸效果可以维持多久，术后需要多长时间恢复，后期如何保养**

采用自体脂肪隆胸，填充的脂肪成活后会在体内留存很多年。由于材料取自自身，不会产生排斥反应，脂肪组织成活稳定后会跟其他组织融为一体，并随着自身胖瘦的变化而变化。

需要注意的是，自体脂肪填充存在成活率的问题，可能需要进行二次填充。脂肪移植成活率一般在 30%~70%，具体的成活率与求美者自身的条件以及医生的技术有关，另外术后的护理也很重要。

填充后的脂肪成活并保持相对稳定一般在术后三个月。脂肪在填充后有一个成活期，前期依赖于脂肪细胞周围的组织液，后期需要新生的血管长入，以提供长期持续的养分和维持代谢平衡，整个过程大约需要三个月的时间。

因此自体脂肪隆胸术后维护，必须注意不能挤压揉搓乳房，避免压迫脂肪组织造成移位和不成活。建议术后穿戴适度松紧的运动文胸，只要能够稳妥地承托乳房即可，切忌穿戴钢托文胸。尽量保持仰卧位，避免压迫乳房。脂肪成活稳定通常在术后 3~6 个月，所以在此期间不能用力揉捏、按摩或压迫乳房，待移植脂肪稳定后，它就是你自身的组织，会随着身体整体胖瘦而发生变化。

✦ 自体脂肪
隆胸有哪
些危害和
后遗症

目前临床常见的自体脂肪隆胸的并发症和后遗症主要有脂肪结节、脂肪微钙化、脂肪囊肿、脂肪栓塞（极罕见）等。

脂肪结节：这是脂肪在注射或移植后分布不均匀的结果。如果某些区域的脂肪无法获得足够的养分，它们可能会坏死并形成结节。

脂肪微钙化：有时，在填充的脂肪组织中可能出现微小的钙化，这通常是无害的，但需要持续监测。

脂肪囊肿：这是脂肪在乳房内形成的囊状结构。它们通常不会引起健康问题，但如果脂肪囊肿引起不适或疼痛，可能需要治疗。

脂肪栓塞：这是一种罕见的并发症，通常发生在脂肪填充后。脂肪栓塞是指脂肪进入血管，可能引发血流阻塞。这是一种严重状况，但比较罕见。

出现以上问题与医生的技术有一定的关系。值得注意的是，自体脂肪填充后，首先要面临的就是脂肪成活的问题，前期成活需要从周围的组织液中获取氧分和营养，后期成活需要新长入的毛细血管提供营养物质。如果脂肪注射不均匀或者注射量过多，中心部位脂肪得不到充足的养分就可能坏死，周围部位脂肪被纤维组织包裹会形成结节。所以，从某种程度上来说，自体脂肪隆胸术后结节是不可避免的。

任何手术都可能会有并发症和后遗症，但其发生概率和严重程度与医生的技术水平和操作的规范性密切相关。因此，求美者一定要选择正规的医疗机构和专业医生。

融脂术后的脂肪最终会随着人体代谢排出体外。目前的融脂方式主要有射频融脂、冷冻融脂、融脂针。

射频融脂、冷冻融脂都是通过破坏脂肪细胞，使其丧失活性，最终凋亡。凋亡的脂肪细胞被巨噬细胞吞噬代谢，从而达到减脂塑形的效果。

融脂针是利用其主要成分磷脂酰胆碱来分解脂肪，减少细胞中脂肪的含量。

由于人体的代谢存在周期，因此融脂不像吸脂，必须经过一定的治疗周期才能看到效果。

吸脂术可以和腹壁整形术一起做，这是临床上常见的一种联合手术方式。然而，个体是否适合这两种手术同时进行，需根据具体情况、自己的期望，以及医生的专业评估综合决定。

腹壁整形术是通过去除腹壁多余皮肤脂肪组织，加强松弛的肌筋膜系统，以及收紧怀孕等因素导致的腹直肌分离，达到改善腹壁轮廓外观的目的。该手术的核心就在于去除冗余的皮肤和皮下组织，切除堆积在下腹部耻骨上方的皮肤，同时需要脐整形，将肚脐位置重新分布。腹壁整形属于大型手术，手术创伤大，术后会有一个倒 T 形疤痕。如果皮肤组织的松弛程度不是特别严重，那么在吸脂手术过程中配合钻石精雕就可以做到减脂紧肤，而无须进行复杂的腹壁整形术。在整形外科领域，始终遵循一个原则：以最小损伤达到最佳效果。

"妈妈臀"指的是一些女性在经历生育后，臀部形状可能发生改变，通常表现为臀部变得松弛和下垂，靠产后锻炼、节食很难恢复。想要解决这个问题，有一些医美方法可以考虑，其中就包括融脂针。

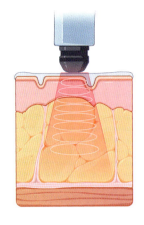
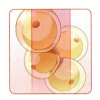
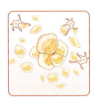

射频融脂：射频热能诱导脂肪细胞凋亡

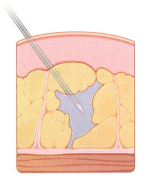

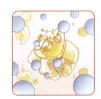

融脂针：融脂成分融解并破坏脂肪细胞

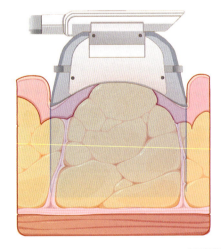
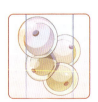
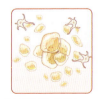

冷冻融脂：特定冷冻低温诱导脂肪细胞凋亡

三种融脂方式

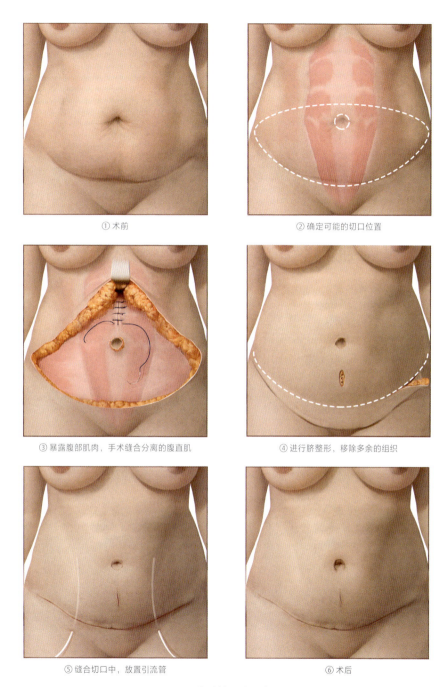

① 术前

② 确定可能的切口位置

③ 暴露腹部肌肉，手术缝合分离的腹直肌

④ 进行脐整形，移除多余的组织

⑤ 缝合切口中，放置引流管

⑥ 术后

腹壁整形术示意图

融脂针实际上是利用一种叫作磷脂酰胆碱的生物分子，把细胞膜溶掉，造成脂肪细胞凋亡，进而减少脂肪细胞数量，达到瘦身的效果。但是，关于融脂针的注射层次、注射剂量，以及其在组织中的弥散度，目前尚存在较大的不可控性。我国国家药品监督管理局目前并没有批准这种产品，因此需慎重选择。

融脂针可能是一种改善"妈妈臀"的方法，但并不是唯一的选择。想要改善"妈妈臀"，我个人推荐吸脂手术。这一术式目前已较为成熟，还原腰臀曲线效果明确显著，安全性高，副作用少。

✦ 丰臀应该
选择假体
还是脂肪

自体脂肪丰臀和假体丰臀各有优缺点。

自体脂肪丰臀的优势在于填充材料是自体组织，不会产生排斥反应，术后形态自然，触感真实，不显假。由于需要从身体其他部位抽取大量脂肪，还可以起到身体塑形的效果。另外，自体脂肪填充切口小，术后瘢痕不明显。其缺点在于，需要求美者有一定的脂肪基础，如果体形太瘦、脂肪量不够，就不能做。另外，自体脂肪填充存在脂肪成活率的问题，可能需要进行二次填充。脂肪移植的成活率一般在 30% ~ 70%，不同部位的成活率是不一样的，当然这也和医生技术和操作方式有关。

假体丰臀的优势是无须采取自身组织，手术过程相对简单，术后臀部形态丰满，外观效果佳，不存在微钙化、结节等问题。但由于假体为非自身组织，可能会有一定的排斥反应，产生包膜挛缩。包膜挛缩的程度不一，重度会挛缩明显，甚至有疼痛感，必要时需取出假体。此外，假体植入后触感相对偏硬，手术切口位置会遗留瘢痕。

科学护肤篇

◆ 什么是早C
晚A，这种
护肤方式有
效果吗

早C指的是在早上使用含维生素C类的护肤品，晚A指的是在晚上使用含维生素A类的护肤品。早C晚A在抗自然老化或者光老化方面存在一定的科学依据，有一定效果，但不一定适合所有人，且不建议长期使用。

白天紫外线充足，皮肤受到紫外线照射会产生大量损伤皮肤的自由基。维生素C类护肤品作为一种抗氧化剂，在早上使用可防止自由基对细胞的侵害，保护皮肤、延缓衰老。维生素A类护肤品（A醇）能够去痘、美白、控油，但其稳定性较差，在遇到紫外线后会产生自由基，容易对皮肤造成刺激，严重的还可能引起过敏、皮炎，所以更适合在晚上使用，可激活靶细胞，帮助皮肤抗老修复。

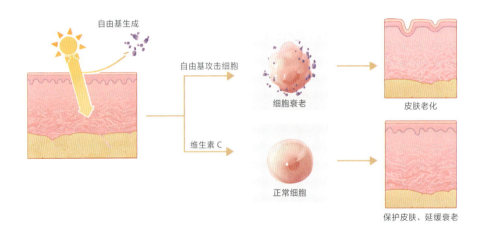

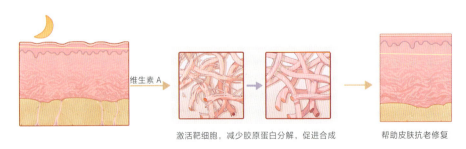

早C晚A原理

使用含这两种成分的护肤品时都需要额外注意其浓度，如果为了追求效果盲目使用高浓度产品，可能用力过猛，结果适得其反。

维生素 A 类护肤品使用原则：

① 从最低浓度（一般为 0.1%）开始建立皮肤耐受性，之后逐步提高浓度。
② 逐步增加使用频率，刚开始第一周使用 2～3 次，如果皮肤适应良好，可逐渐增加频次。
③ 避免同时使用其他刺激性护肤品。在建立耐受性的过程中，皮肤比较脆弱，可能会出现脱皮、干燥、刺痛、红肿等问题，建议不要重叠使用酒精含量高或高浓度的酸类护肤品。
④ 敏感肌、皮肤屏障受损者和孕妇避免使用。如果在使用低浓度维生素 A 类护肤品时出现了比较严重的皮肤问题，且自己也不确定能不能恢复，一定不要逞强，应立即停用。
⑤ A 醇作为一种脂溶性维生素，可以透皮吸收，若晚上使用，到了第二天早上，可能仍有部分残留在皮肤上，无法简单清洗掉。如果不做好防晒，可能会引发光敏反应，导致皮肤变黑变黄。

维生素 C 类护肤品使用原则：

① 遵循从低浓度到高浓度、从低频次到高频次的循序渐进原则。
② 开瓶后尽量避光，尽快用完，优先挑选包装为压泵式或独立胶囊式的产品。
③ 不要和酸碱度高的护肤品共用，可能会失活。
④ 涂抹后等一段时间再用其他产品。

✦ 冬季需要防晒吗　　许多人应该都有这样的经历：小时候，夏天晒黑了，过一个冬天，皮肤又会白回来。皮肤之所以会变黑，是因为黑色素在皮肤表面沉积，而紫外线是黑色素生成的主要因素之一。冬季太阳紫外线强度减弱，加上户外活动减少，皮肤接触紫外线的机会变少，就无须产生新的黑色素来对抗紫外线。同时，先前沉积的黑色素也会被身体慢慢代谢掉，从而使皮肤又白回来。

那么冬天就不需要防晒了吗？完全错误。想要皮肤变白，冬季防晒绝不能忽视。

随着年龄的增长，皮肤的代谢速度减慢，身体清除自由基的能力下降，导致表皮的色素很难顺畅地随角质代谢而脱落。加之压力大、作息不规律、睡眠不足、饮食结构不合理等因素可能对内分泌产生影响，进而导致色素代谢障碍。这也是为什么很多人觉得随着年龄增长，仅凭捂一个冬天，已经很难白回来了。所以冬季防晒依然不能马虎，不过，冬季 UVA（长波黑斑效应紫外线）的辐射强度只有夏天的 1/5 左右，选择防晒力适中的产品即可，户外活动可以选择 SPF30、PA（长波紫外线防护指数）++ 级别的防晒霜，室内使用 SPF15 的防晒霜。

秋冬季节是美白的黄金时机，除了做好防晒措施，还可以使用含有适量美白成分的护肤品。冬季干燥寒冷，出汗少，油脂分泌也大大减少，给皮肤适度的美白营养，会使黑色素代谢加快。

✦ 常见的美白成分主要有哪些，人人都可以用吗

常见的美白成分按其作用原理，大致可以分为四类。

第一类：物理遮盖。代表成分有二氧化钛、氧化锌、云母和滑石粉等。这些成分通过在皮肤表面形成一层薄膜来达到美白效果。

第二类：抑制黑色素生成。代表成分有甘草提取物、熊果苷及衍生物、曲酸及衍生物、维生素 C 及衍生物等。这些成分可渗透至真皮层，在形成期抑制黑色素生成和氧化。

第三类：阻断黑色素的转运。代表成分有烟酰胺等。这些成分可以抑制黑

色素从黑色素细胞向表皮层的角质形成细胞转移，大量黑色素被堵在黑色素细胞的转运管道内，无法顺利到达表皮层的角质形成细胞，最终被自噬细胞吞噬分解掉。

第四类：运用化学或生物类剥脱剂加速黑色素代谢剥离。代表成分有果酸、水杨酸、A醇类等。这些成分可以软化角质层，加速角质层死亡细胞脱落，促进表皮新陈代谢，使进入表皮中的黑素小体在代谢过程中随表皮的快速更新而脱落。

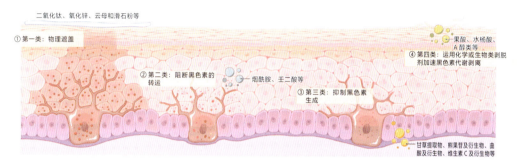

常见的四类美白成分

不同的美白成分，其作用强度以及对皮肤的刺激程度不尽相同，也并非所有人都可以使用。不管是哪种成分，达到一定的浓度才能发挥其作用。同一种成分对不同的人效果不同，正所谓甲之蜜糖乙之砒霜，适合自己的才是最好的。

求美者应该根据季节特点选择适合自己肤质的产品。皮肤敏感者在正式使用前，尽量在小面积皮肤（建议耳后）连续测试三天以上。

使用前注意仔细阅读产品说明书，尤其是一些警示用语。如使用后出现皮肤红肿、刺痒等症状应立即停用，严重者应及时就医。

美白是一个长期过程，美白产品主要起到一个辅助作用。美白和防晒、保湿需同步进行，因为皮肤过于干燥，美白成分将无法更好地渗入，效果也会减弱。此外，生活中有一些感光食物，例如柑橘类、芹菜、香菜、奇异果等，在户外活动前尽量少吃或者不吃。

★ 对于已经形成的斑点，通过防晒和涂抹护肤能去除吗

对于已经形成的斑点，想要改善，还是得借助光电类医美手段，比如光子嫩肤、皮秒激光、超皮秒激光等。具体使用哪一种，要根据自己的肤质以及斑点的成因，合理选择。比如黄褐斑，很多人说自己做了多次皮秒激光治疗，但黄褐斑问题并没有得到显著改善。引发黄褐斑的因素有多种，比如遗传、紫外线暴露、激素水平变化等。此外，睡眠障碍、长期使用含汞或铅超标的劣质化妆品、频繁接触热辐射环境、甲状腺疾病、女性生殖系统疾病和肝脏疾病等，都可能诱发或加重黄褐斑。

如果尝试了多次光电治疗却感觉没有效果，有几个重要的因素需要考虑。首先，是否在治疗后细心做好防晒和护肤措施，因为斑点的消退需要皮肤得到良好的保护。其次，需要确定斑点的形成是否仅与紫外线暴露有关，如果不仅仅是紫外线引发的，那可能需要光电治疗结合药物治疗，才能获得更好的效果。

★ 如何减缓面部胶原蛋白流失

想要减缓面部胶原蛋白的流失，可以采取多种方法。首先，建立良好的生活习惯至关重要。比如，减肥应循序渐进，避免短期内过度减重；饮食方面应注重均衡摄入，不应只吃素食，要确保摄入足量的蛋白质；日常务必将防晒措施做到位。

其次，可以考虑通过医美手段来缓解胶原蛋白流失。以下是一些常见的医美项目：

● 超声、射频类医美项目，可以刺激皮下胶原增生，紧致皮肤。
● 光子嫩肤项目，可以改善光老化带来的皮肤问题，例如斑点、细纹等，

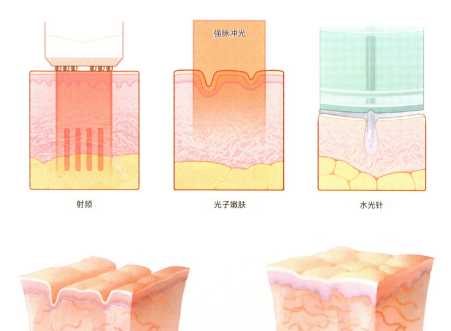

射频　　　　　　　光子嫩肤　　　　　　水光针

强脉冲光

胶原含量增加

治疗前　　　　　　　　　　　　治疗后

常见的缓解胶原蛋白流失的医美项目

一定程度延缓胶原蛋白流失。

● 水光针，可以通过物理手段给皮肤补充水分和营养，减缓皮肤胶原蛋白流失。

✦ 如何延缓法令纹加深

比起泪沟和木偶纹，大部分人都是脸上最先出现法令纹。光滑饱满、线条流畅的面部轮廓能够让人看起来更加青春焕发。但是，一旦法令纹变深，面部就会显老、显凶，就连化妆也特别容易卡粉。法令纹也因此成为大多数求美者所苦恼的主要面部纹路之一。

法令纹贴、鼓腮帮子、按摩操等网络上号称零成本去法令纹的方式，从原理上来讲，效果十分有限，如若操作不当，反而会加速皮肤松弛，让法令纹更深。实际上，法令纹一旦加深，只能借助医美手段来改善。

那么，日常生活中有没有延缓法令纹加深的办法？答案是有的。

首先自查，日常有没有以下习惯：

- 喜欢做大幅度的面部表情：比如大笑、撇嘴。
- 快速减肥：脂肪流失太快，容易引起苹果肌下垂。
- 习惯性托腮：托腮会挤压面部肌肉。
- 长期侧卧位睡觉：跟托腮一样，侧睡时会挤压面部肌肉。
- 经常发呆：人在发呆时面部肌肉处于完全松弛状态，整张脸看起来也比较垮，长期如此可能导致面部肌肉松弛下垂，进而加深法令纹。

以上习惯都会加重法令纹，纠正它们很有必要。其次，日常做好皮肤补水保湿、防晒，适当做一些按摩操，也可以帮助我们的皮肤对抗衰老松弛，延缓法令纹加深。

✦ 不同年龄层的女性护肤选择一样吗

不同年龄阶段护肤的重点不同：

20 岁左右： 做好补水保湿、美白防晒这些基础护肤措施，就可以保持较好的皮肤状态。

30 岁左右： 除了继续坚持基础护肤，还应加入抗氧化、抗皱的护肤步骤，选择含有抗氧化、抗皱功效的护肤品。同时，平时尽量避免做夸张的面部表情，少皱眉抬眉。绝对不要低头玩手机，这可能会加深颈纹。必要时可以借助一些轻医美项目，例如水光针注射、光子嫩肤、肉毒毒素除皱、热拉提紧肤等，以进一步提升皮肤状态。

35 岁以后： 很多人会发现自己皮肤变得松弛，想要紧致提升，就需要借助热拉提、热玛吉等有紧致提升效果的光电类项目。

更年期： 随着年龄进一步增长，一些人可能会面临更深层次的皮肤问题，如深层组织萎缩，导致面部出现凹凸不平的情况。这类问题只能靠注射填充甚至手术来解决了。

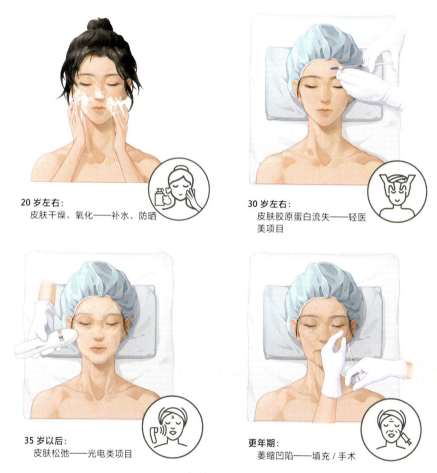

20 岁左右：
皮肤干燥、氧化——补水、防晒

30 岁左右：
皮肤胶原蛋白流失——轻医美项目

35 岁以后：
皮肤松弛——光电类项目

更年期：
萎缩凹陷——填充／手术

不同年龄段护肤重点不同

◆ 脸上有许多痘坑痘印，怎么解决

痘坑痘印都是长痘时因错误处理而导致的皮肤损伤。痘印是皮肤受损后，色素沉着所导致；痘坑则是真皮层和皮下组织损伤，形成凹陷型瘢痕。

对于痘印，可以选择剥脱性点阵激光（例如二氧化碳激光和铒激光等）或者强脉冲光（如 BBL）项目进行淡化去除。这些项目还可以刺激真皮层的胶原增生，对痘坑有一定的改善作用。

此外，黄金微针也是治疗痘坑的一种有效方式。该技术通过透皮给药以及热能刺激胶原增生，使胶原纤维重新排列，从而达到皮肤更加光滑、平整的效果。

需要注意的是，不管选择哪种方式，术后一定要做好防晒。因为治疗后的皮肤更容易受到紫外线的伤害，防晒可以保护皮肤，确保治疗效果的持久性。

除了有效治疗，也要注重预防。应当避免挤压痘痘，因为这可能导致更严重的炎症，增加痘印痘坑的形成风险。此外，建立良好的护肤习惯，包括轻柔地洗脸、定期去角质和正确使用护肤品，可以帮助降低痘痘生成的概率，及其后续可能导致的痘坑风险。

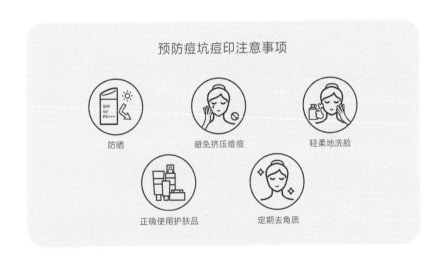

预防痘坑痘印注意事项

防晒　　　避免挤压痘痘　　　轻柔地洗脸

正确使用护肤品　　　定期去角质

**✦ 肤色暗沉
怎么办**

肤色暗沉跟很多因素有关，比如黑色素增多、皮肤干燥缺水、皮肤老化等。

黑色素是导致皮肤暗沉的主要因素，紫外线、压力（压力会刺激黑色素细胞分泌黑色素）都会导致黑色素增多，因此日常生活中做好防晒，适当调整身心是非常必要的。对于黑色素增加形成的斑点，可以用皮秒等光电设备去除。

皮肤干燥缺水、老化角质堆积也会造成肤色暗沉，就好像光滑的鹅卵石可

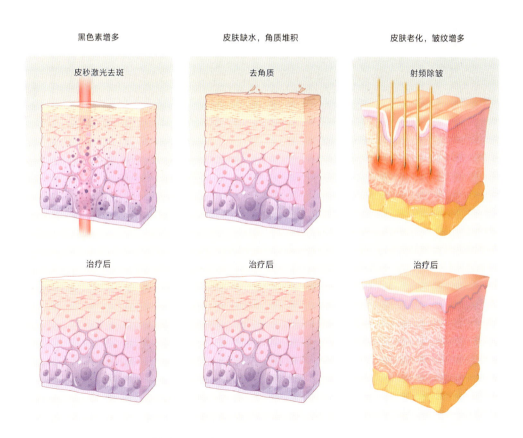

黑色素增多　　　　　皮肤缺水，角质堆积　　　　皮肤老化，皱纹增多

皮秒激光去斑　　　　　去角质　　　　　　射频除皱

治疗后　　　　　治疗后　　　　　治疗后

针对不同因素导致的肤色暗沉，解决方案不同

以反光，粗糙的石头看起来没有亮度一样。对此，可以定期去角质，做一些补水的项目，日常也要做好清洁保湿。

皮肤老化，肤色也会变得暗淡无光。随着年龄增长，皮肤胶原蛋白流失，筋膜也慢慢松弛，导致皮肤松垂，皱纹增多，肤色也随之变暗。针对皮肤老化，可以做一些射频项目来刺激胶原增生，促进皮肤紧致提拉，改善皱纹。

✦ 医美面膜和普通面膜有什么区别

医美面膜和普通面膜之间存在显著差异。

首先，医美面膜通常被称为医用敷料，这个名称更准确地反映了它们的用途。与普通面膜相比，医用敷料需要经过更复杂的审批流程。

医用敷料的生产和审批受到非常严格的监管。这是因为它们必须满足高标准的无菌要求，同时确保成分高度纯化、对人体安全。这些严格的标准确保了医用敷料的安全性和有效性。

其次，医用敷料成分更加温和，主要用于医美项目术后修复，例如水光针注射、光子嫩肤以及其他光电射频类治疗后的护理。医用敷料除了保湿功能，里面含有的一些有效成分还可以帮助皮肤自我修复。此外，医用敷料对于在干燥的秋冬季节或者换季期间引起的皮肤泛红、过敏，也有很好的舒缓修复作用。

✦ 为什么衰老先衰脸

很多人都会有这样的困惑：为什么人在衰老的过程中，面部最先展现出老化迹象，但是身体皮肤却相对白净、细腻、没有皱纹，甚至连一点褶子都没有！

这里必须提到一点：光老化，即紫外线直射皮肤，造成细胞里的 DNA 链断裂，导致细胞死亡。随着时间的推移，这种伤害会在我们的皮肤上留下痕迹，导致一系列衰老迹象。与身体部位不同，我们的面部几乎无法一直被遮盖。即使我们尽力避免，面部也会在日常生活中受到紫外线的照射。而且晒得越多，皮肤老得越快，各种皮肤问题，包括干燥、暗沉、斑点、松垂等也相继出现，这就是为什么衰老先衰脸。

因此，如果想保持年轻状态的话，防晒非常重要。可以通过物理遮挡，如戴帽子或遮阳伞，以减少紫外线的直接暴露。另外，使用防晒霜也是必要的。最佳做法是结合这两种方法，以最大程度地保护皮肤免受紫外线的伤害。

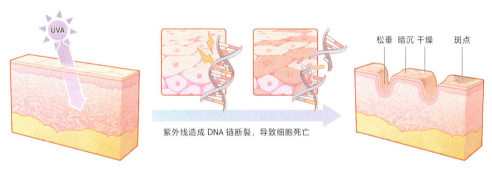

紫外线造成 DNA 链断裂，导致细胞死亡

光老化原理

定制你的专属医美方案，适合的才是最好的！

《淮南子·说林训》有言："佳人不同体，美人不同面，而皆悦于目。"

容貌美，是人体审美的核心部分，但是不同时代的审美观念不同，也就造就了不同的容貌美。比如曹植笔下的洛神"翩若惊鸿、宛若游龙"，正是由于魏晋时期推崇女性温婉贤淑、身姿飘逸的形象；而唐代则流行丰满圆润的轮廓；到了宋代，一句"楚王好细腰，宫中多饿死"，足以窥见宋人的审美取向。时光流转，审美观念如潮水般更迭不息。没有哪一种美可以永恒。在这样的审美变迁中，重要的是如何找到适合自己的。

在定制专属医美方案之前，首先看看自己适不适合整形。虽然医美属于医疗服务，但是服务行业的这句格言——"顾客永远是对的"，在医美领域并不适用。专业的整形医生并不会对所有求美者来者不拒，也不会完全按照求美者的要求实施整形手术。

"斯大夫，我想隆鼻子。"
——你的鼻子形态符合美学标准，没有必要调整。
"斯大夫，我想做双下巴吸脂手术。"
——你先回去减减肥，等体重稳定以后再来。
"斯大夫，我想做面部填充。"
——建议你先做面部紧致的项目，比如热玛吉，之后再考虑填充。
"斯大夫，我想切眼袋。"
——你的眼袋不用切，填一填泪沟就会好很多。
……

诸如此类的情况，在我的门诊中遇到很多。我把这些会被拒绝的求美者大致分为五类（不包含因患有身体疾病而不能进行手术的个体），并附上门诊案例，希望通过这些案例，大家能够理性看待医美，树立正确、健康的审美观念。

会被拒诊的五大类型

- 预期过高型：这类求美者往往会对整形手术给予过高的期待，认为做完手术后会有特别大的提升，甚至可以改变"命运"

门诊案例：28 岁男性求美者，职业是主持人，特别迫切地想要改变自己的容貌，因为同事都说他现在的面部不够立体，上镜不好看，应该做填充，不然影响他的运程和事业。他已经自行查阅了大量整形相关信息，为了来北京整形甚至把工作辞了，恨不得当天就能做手术。

拒诊原因：过于迫切和焦虑，会对术后效果预期过高。

这位求美者的整体容貌并没有显著缺陷，五官端正，轮廓清晰，只是中面部比较平，可能是由于上颌骨发育不够完全，导致中面部凹陷，但由于职业需求（上镜好看）以及周围人对他的容貌否定，导致他过度焦虑，甚至将容貌和事业、运程挂钩。这种情况需要接受心理疏导，帮助他正确对待自己的容貌和整形，放平心态，一步步来改善。过于迫切和焦虑，对术后效果预期过高，可能会在术后陷入恶性循环，不利于身心健康。

- 怕老 / 心急如焚型：这类求美者对衰老非常恐惧，经常要求做与其生理年龄不符的整形手术

门诊案例：30 岁女性求美者，觉得自己皮肤松弛，看着像四五十岁，自述已经了解过很多拉皮手术相关知识，想做拉皮手术。

拒诊原因：这位求美者皮肤的张力、紧致度还没有松弛到需要做拉皮手术的程度，可以通过一些微创或无创的方式，例如热玛吉，来达到紧致皮肤的效果。待皮肤紧致后，如果有局部凹陷再进行填充，使整个面部保持年轻化的状态。

面部年轻化治疗有很多种方式，不要一开始就选择拉皮手术这种作用很强烈的方式。拉皮手术创伤大，恢复期较长，术后会形成瘢痕粘连，若在未来真正特别需要做大拉皮手术时，可能会影响手术效果。我的观念是面部年轻化不是一劳永逸的事儿，应根据个人的年龄和皮肤状态，选择适合的方式，循序渐进，从无创到微创再到创伤较大的手术。衰老不是一天两天形成的，回到年轻化状态也需要时间，若不给予足够的恢复期，后续可能一直在修复的路上。

◆ 跟风/吹毛
求疵型：这
类求美者往
往抓不住重
点，跟风乱
做一气

门诊案例：20多岁女性求美者，脸上做过不少项目，包括切双眼皮、隆鼻、面部填充。在面诊时主要诉求有两个：一是双眼皮修复，二是觉得鼻梁还不够高，想要进一步填充。

拒诊原因：这位求美者之前做的双眼皮手术效果确实不理想，她似乎想要打造扇形效果，但组织去除量过多。我一直强调，双眼皮手术属于医疗行为，不要随便在非专业的工作室或美容院进行，因为后期修复真的挺难的。

至于她的鼻子，从整体效果来看，鼻梁的高度是适宜的。她之所以觉得不满意，更多是因为面部过于饱满，特别是面中部，组织量太多。针对这种情况，我建议她不做鼻部整形，而是做减容调整轮廓。美讲究的是整体协调，不能只看单一部位。虽然鼻子是五官之首，但也要跟自己的脸形适配，否则，不但不加分，还可能减分。

门诊中经常有人拿着照片说："斯大夫，我想要《老友记》里瑞秋这样的鼻子。""斯大夫，我想要这样的微笑唇。"……

先轮廓再五官，这是我做整形的一贯理念。五官的调整是要根据轮廓具体设计的，在设计手术方案时首先要分清核心问题和次要问题，先大刀阔斧再精雕细琢，先解决面部轮廓问题，再解决五官问题。

选择任何医美项目都要视自身情况而定，不是别人有什么自己就要做什么。我个人认为整形即整心，整形永远都是锦上添花的事儿，大家要理性看待。

✦ 审美畸形型：
这类求美者
经常提出一
些奇奇怪怪
的整形要求，
与传统审美
观念背道而驰

门诊案例：25 岁女性求美者，希望通过假体隆胸术达到 D 罩杯以上效果。

拒诊原因：这位求美者体形娇小，根据她的胸形基础及皮肤张力，选择 200ml 的假体，术后其胸部将达到 C 罩杯的效果，更符合她的身体比例，外观也会更加自然。需要强调的是，"童颜巨乳"并不符合美学原则。

近几年，各种与传统审美观念背道而驰的畸形审美风潮不断，比如精灵耳、芭比眼、锥子脸等，这些都不在传统美学推崇范围内。

整形并不是求美者要求做什么就做什么，作为一名整形外科医生，对美必须有一定的认知和深刻的了解，这样才能在手术中做出比较美好的形态。

✦ 体象障碍型：
这类求美者
过度关注自
己的体象，
并对自身体
貌缺陷进行
夸张或臆想

门诊案例：32 岁女性求美者，体重 90 多斤，仍然觉得自己很胖，自述从镜子里看去，感觉像 120 斤，想要吸脂变瘦。

拒诊原因：以这位求美者的身高体重比例来讲，她目前处于偏瘦的状态，进一步减重，可能会影响她的身体健康。

有体象障碍的人往往不自知，他们看不到自己外表的优点，总是在寻找容貌缺陷，而且习惯将自己与别人进行比较，不喜欢拍照，严重者甚至害怕照镜子，并且放弃社交来避免让其他人看到自己的"缺陷"。比起整形，这种情况更需要心理医生介入。

如果以上五大类型你都不是，那么恭喜你，咱们可以进入下一步了。

认识真实的自己，
找到适合自己的
变美方案

找到适合自己的，第一步首先要正视真实的自我。

对于人体面部轮廓评估，美容外科学有一套人体测量方法，但是这些测量方法只适用于医生，普通求美者自行操作难度很大。具体而言，仅头面部的测量点就有近 40 个，例如发缘点、眉间点、头顶点、鼻梁点等。要准确地找到这些测量点已经非常困难，况且测量的方法和工具还有诸多专业性和规范性要求。

其实，在日常生活中，我们通过一些简单的方式，就可以对自己的面部特征有初步的了解，然后再结合正确的审美观念，来判断自己需要什么类型的医美项目。

在整形中，我一直强调先轮廓后五官的原则，如果面部轮廓不流畅，即使五官再出挑，整体也不会很好看。

波契的面型分类法将人的面部轮廓分为 10 种：椭圆形、卵圆形、倒卵圆形、圆形、方形、长方形、菱形、梯形、倒梯形以及五角形。

椭圆形脸，也就是我们常说的鹅蛋脸，非常符合中国传统审美观念所讲究的"三庭五眼"。"三庭"是指将面部纵向三等分，即发际线到眉骨线、眉骨线到鼻底线、鼻底线到下颌线，这三段距离相等。"五眼"是指将面部横向五等分，即两只眼睛、眼间距、两边外眼角到外耳孔，这五段距离相等，且每一段的长度都等于一只眼睛的长度。此外，椭圆形脸的长宽比例大约是 1.618∶1。椭圆形脸轮廓自然柔美，比例协调，是世界公认的标准脸形。

卵圆形脸，形似鸡蛋，上宽下窄，比例协调，边缘线流畅圆润。

倒卵圆形脸则与卵圆形脸相反，额头较窄，下颌缘比较圆钝宽大。

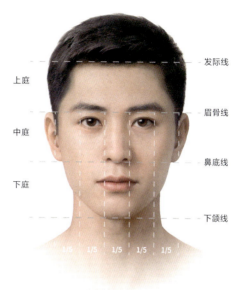

发际线

上庭

中庭　　　　眉骨线

　　　　　鼻底线

下庭

　　　　　下颌线

1/5　1/5　1/5　1/5　1/5

上庭：中庭：下庭 =1:1:1

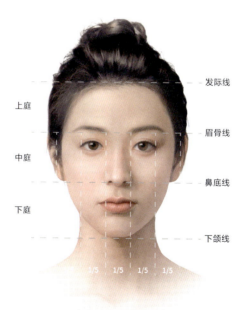

发际线

上庭

中庭　　　　眉骨线

　　　　　鼻底线

下庭

　　　　　下颌线

1/5　1/5　1/5　1/5

上庭：中庭：下庭 =1:1:1

三庭五眼图示

圆形脸，五官集中，脸的长度和宽度几乎相等，面颊圆润饱满。

方形脸，也就是我们常说的"国字脸"，前额较宽，面部短阔，下颌缘方方正正，脸的长度等于宽度，面部整体棱角分明，往往给人刚毅之感。

长方形脸与方形脸近似，只是面部宽度较窄，上下距离较长。

菱形脸，颧骨突出，面中部较宽，额头窄、下巴尖，面部组织量较少，面颊清瘦。

梯形脸，额头窄，两眼距离比较近，下颌骨宽，面部轮廓呈上窄下宽。

倒梯形脸，额头宽，下颌骨窄，两眼距离比较远，颧骨比较高，面部轮廓呈上宽下窄。

五角形脸，额头较宽，上下颌骨发育良好，下颌角外展明显，颏部比较突出，这种脸形常见于男性。

大多数镜子可能存在失真或者美颜效果，为了准确观察自己的面部轮廓，并确定所属脸形，可以将头发撩起，拍一张纯素颜的自拍照，然后对照以上几种脸形的特征，基本就可以判断出自己的脸形了。此外，市面上也有一些测脸形的软件，其测试结果也可以作为参考依据。

✦ 八种不符合女性面部美学标准的脸形，你中招了没

在整形手术中，往往遵循先轮廓后五官的原则。面部轮廓对于面部美学的影响可以说是决定性的，没有比例协调的面部轮廓，即便拥有精致的鼻子或眼睛，也难以被认定为真正的美人。一个好看的脸形，其轮廓线条流畅、饱满度适中。以下八种情况就是破坏面部轮廓线条和饱满度，进而影响脸形美感的重要因素。

第一种：方形脸，面部短阔，棱角分明，缺乏女性的柔和美。

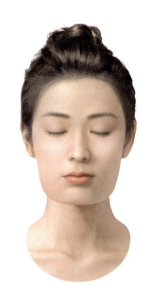

第二种：颧骨高，不管是从侧面看还是从正面看，面中部都明显突出，显凶、显老。

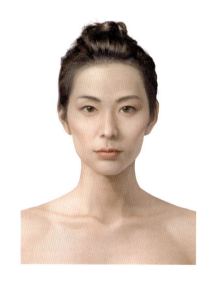

第三种：太阳穴凹陷，显得额头很窄，颧骨突出，影响上面部轮廓。

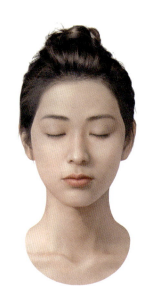

第四种：嘴部突出，下颌骨发育异常，牙齿前突。

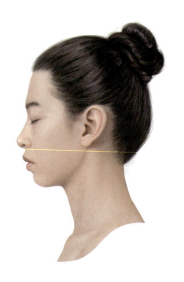

第五种：地包天，下颌骨发育过度，下巴长，破坏颜面观感。

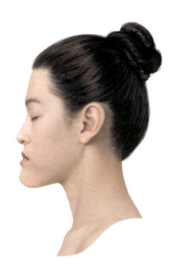

第六种：宽下巴，由于下巴骨骼发育异常或组织量过多，缺乏清晰的下颌缘，影响下面部轮廓线条。

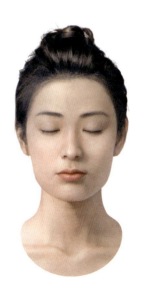

第七种：面部不对称，也就是常说的大小脸。

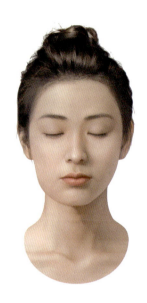

第八种：长脸，面部纵横不成比例，宽度明显小于长度，下巴偏长。

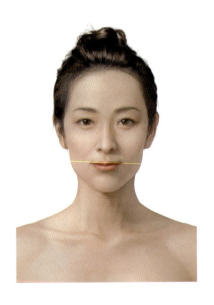

完美的脸形凤毛麟角，大多数人的脸或多或少都存在一些缺陷。对于轻微缺陷，通常可以借助化妆、发型进行修饰，例如太阳穴凹陷、额头窄者，可选择齐刘海、披肩发来遮掩；面部不对称者可通过运用阴影粉和高光粉，在视觉上达到对称效果。对于比较严重的面部缺陷或者是追求根本性改善的求美者，就需要通过整形来实现。

近些年，医美项目推陈出新的速度非常快，想要达到理想的效果，盲目跟风不可取，找到适合自己脸形的调整方案很重要。虽然现在很多求美者都会通过网络获取大量医美相关知识，但是也只能对医美有初步的认识。毕竟，医美是涉及身体改造的项目，还是有一定的风险。想要找到既安全又适合自己的调整方案，需要找专业的医生面诊。

如何选择适合自己的整形外科医生，就变成了重中之重。我认为以下几个因素是每个求美者应该花时间和精力考虑的：第一，医生是否为科班出身。通过国家卫生健康委员会医生执业注册信息查询官方网站，就可以查询到医生的信息，包括执业地点、主要执业机构（就职单位）、多点执业机构（经卫生行政部门注册后，受聘在就职单位以外的医疗机构）、主诊专业等。

第二，医生的教育背景，以及整形技术和审美素养。可以通过医生所做的案例了解其风格。整形外科医生跟其他专业医生有一定的区别，建议尽量选择年龄稍长的医生，过于年轻的医生可能临床经验不足。

第三，医生的谈吐和个人形象管理。作为一名整形外科医生，如果自己的形象都非常邋遢，那求美者也不要指望他能够做出特别出色的整形效果。

苏格兰哲学家大卫·休谟说："美不是事物本身的属性，它只存在于观赏者的心里。"德国美学家鲍姆加登说："感性认识的不完善就是丑。"

人们对美与丑的判断更多是一种主观的心理活动，这种主观判断会受到个人喜好、习惯、文化水平以及社会环境等外部因素的影响。不同国家、不同地域、不同民族，造就了不同的文化，对美的理解也存在着较大的差异。

例如，在古埃及时期，人们以脸部长度达到中指长度的 2.5 倍作为美的标准；在古罗马时期，采用身高为基准的原则，脸的长度 = 身高 /8。中国则一直有"三庭五眼"的说法。医学美容科学通过对面部进行测量和标定，然后结合社会主流审美观念，形成一套较为精确的面部容貌特征参考数据，用以指导临床实践。

人体是一个非常复杂的结构，其对称性、协调性、匀称性、统一性等属于人体的共性美。同时，每个人也有自己独特的个性美，包括形体美、姿态美、行动美、心灵美等。因此，数据只能作为参考，而非绝对的判断标准。而且中国人自古就有"貌因德而美""腹有诗书气自华"等说法，美好的容貌不仅仅体现在精致的轮廓和五官上，也融合着人的内心世界以及个人的独特魅力。

不同年龄也有不同的美，年轻女性皮肤饱满、青春洋溢，中年女性独立、成熟、知性。

随着年龄的增长，身体内源性老化，加上外界因素的影响，例如紫外线暴露、熬夜等，使得衰老成为每个人必须面对的自然规律。保持青春活力、延缓衰老是人的美好理想。如今，科学的医美手段为这一愿景提供了可能，例如通过光电设备刺激皮肤胶原增生，减缓胶原蛋白流失；用填充的方式，可以改善皮肤衰老形成的萎缩凹陷等。但需要注意的是，不能一味追求年轻女性之美，而忽视不同年龄阶段女性该有的特殊魅力。

✦ 定制个性化
的医美方案

前几年，一种特征鲜明的"网红脸"风格极为流行：异常饱满的额头、削

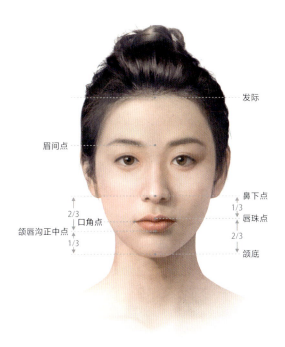

发际

眉间点

鼻下点

1/3

唇珠点

2/3

口角点

颌唇沟正中点

1/3

2/3

颌底

面部比例

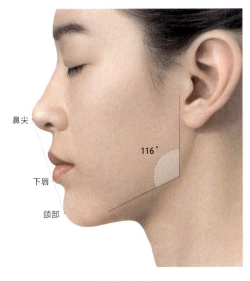

鼻尖

下唇

颌部

116°

黄金下颌角

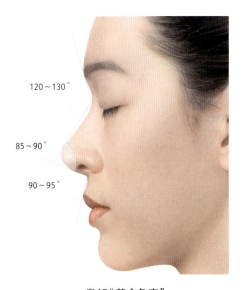

120 ~ 130°

85 ~ 90°

90 ~ 95°

鼻部"黄金角度"

尖的下巴、大眼睛配双眼皮、高高的鼻梁。但是近两年，在门诊中遇到很多之前整形成"网红脸"的求美者，想要改变这种外貌特征，觉得这种脸形不好看，苹果肌特别高、额头像馒头似的。

虽然大众的审美观念一直在变，但是我始终认为，美在千人千面，而非千人一面。每个人都有自己独特的面部轮廓、线条、特点，在此基础之上，通过医美手段对一些小的瑕疵和缺点进行改善提升，既保留了个人特色，又能使整体形象更为悦目，而且让他人难以觉察有整容的痕迹，我觉得这样的整形就是成功的。

作为求美者，有的时候分辨不出哪种美容方案是适合自己的，因此选择一个专业的医生至关重要。医生需针对求美者个人的脸形特点，提供精准建议，明确哪些美容项目是适合的，哪些是不适合的，哪些项目可以尝试，哪些项目不用尝试，制定一份详细的个性化美容方案，然后遵循此方案逐步实施，我相信会得到一个令人满意的结果。

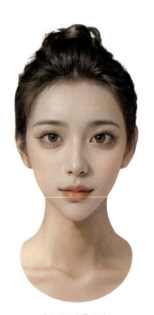

"网红脸"形象

我的核心理念是顺其美，成其美。因为每一个人都有自己的特色，每个人长得都不一样，审美也不一样。我会按照求美者的骨相、皮相，再结合其自身的需求去做设计。我面诊的时候经常会问求美者一个问题："你最在意并希望改善脸上哪个部位？"术前沟通达成一致后再开展下一步工作。通过轻医美项目，对五官上的细微缺陷进行调整，或者加强面部轮廓的阴影和高光等一些审美点。最终做完之后，你还是你自己，不会变成另一个人，但看起来就是变得更漂亮了。

✦ 把握分寸，
不过度医美

人人都向往美，追求美，医美技术为科学变美提供了方法，很多人通过医美找回了自信。然而，有一部分人却在整形的路上越走越远，甚至越整越丑。究其原因，我认为主要有两个：第一个就是"矫枉过正"。这类人一般面部基础条件比较好，但可能存在一些心理问题。对他们而言，只要对局部进行轻微调整，就能够显著提升美感。然而，一旦尝到甜头之后，他们就会不断进行整形，鼻子整完了想整眼睛，眼睛整完了想整脸形，到后来整出一个"四不像"，把自身原有的美感都破坏掉了。

第二个原因就是受到了不良诱导的影响。尤其是一些不良机构或不负责任的医生，打着"为求美者考虑、整体设计"的旗号，提出一个看似完美的方案，将眼睛、眉毛、鼻子、嘴唇、耳朵等几乎所有五官以及面部轮廓都动一遍。碰到这种情况，建议求美者保持警惕，切勿轻易接受。因为每个人都具有独特的原生美，并非每个部位都需要调整。如果医生提出过多的整形建议，那做完之后大概率会"面目全非"。真正负责任的医生，会给求美者做一个长远的规划，然后一步一步来，在保留求美者原有容貌特色的基础之上，让其外观变得更好看。

我一直在倡导一个理念，整形是可以的，保养也是可以的。通过一些轻医美项目，让皮肤变得紧致一点儿、细纹少一点儿。这时候，即使五官和轮廓不那么完美，良好的皮肤状态也会显著提升个人的整体形象。

整形一定要保留自己的面部特色，只需做一些微小的调整，再配合上妆，整体看上去就会非常高级。例如天生骨相基础较差的人，可以通过注射填充方式对眉弓、鼻梁、下巴进行适度塑形，以提升面部立体感。

有些求美者为了减少请假时间，恨不得一次性进行多项手术，把全身都动一遍；有些求美者接受注射填充时总想一次到位，要求医生填多一些，最后导致不良后果；有些求美者盲目跟风，热衷于尝试热门医美项目。这些做法都不可取，整形谨记先轮廓后五官，一步一步来，不要贪多，切勿盲目跟风。

✦ 从医美到
生活，美
在人生每
一刻

在《丑小鸭》《灰姑娘》《我的 ID 是江南美人》等童话故事、影视剧中，因为长相丑陋而备受欺凌，后因容貌改变而实现人生逆袭的桥段很多。它们都传达了一个信息：姣好的容貌、妙曼的身材能够给人自信，世界也总是对美丽的人有更多的偏爱和优待。对于美的追求，能够令人从内心生出自信来，有时仅仅是画了一个简单的妆容，或是穿了一件漂亮的衣服，便能显著提升整个人的气质。医美是医学与美学的微妙结合，医美给人类生命之美创造了更多的可能性，让很多人重新获得自信，在生活中勇于展现自己。

天生丽质的人万里挑一，但今天我们可以通过医美来弥补外貌上的缺陷，提升容貌美。比如，可以通过光电类或者注射类的医美项目改善色斑、淡化皱纹、保持皮肤的光泽；也可以通过面部组织量的加减来调整面部轮廓，让五官更显精致。医美是为了让我们可以更好地生活，只要对于美的追求能激发出内心的自信，为生活增添快乐，那这一选择便毋庸置疑。

然而，一旦医美让你变得苦恼，甚至对你的生活和工作产生了负面的影响，请务必停下来。有些求美者在医美上尝到甜头后，就一头扎进医美不能自拔，在整形的路上越走越远，甚至患上严重的体象障碍；也有些求美者为了整形或是做医美项目，不顾自己的经济条件，掉入"医美贷"的陷阱，这些都得不偿失。

医美实际上在做锦上添花的事情，它不像治疗身体疾病那般具有必要性，而是在个人经济条件允许的情况下，帮助其实现外貌和身体上的优化，使之更精致和年轻，因此，没有必要为了追求时尚、跟风或超出自己的经济承受能力去做医美，也不要执着于通过医美来改变一切。比如，《我的 ID 是江南美人》这部电视剧中的女主角在整容后确实找回了自信，但并没有像她想的那样立刻过上新生活，而是在进入大学后经历了从未想到的挫败。女主角最终能够有一个完美的结局，整形也只是其中一个助力因素，而不是决定性因素。

对美丽的需求从来都不是人生的全部。泰戈尔说："你可以从外表的美来评论一朵花或一只蝴蝶，但你不能这样来评论一个人。"在追求容貌美的同时，也要关注自己的内心世界，"心不正而形不美"。通过医美改变生活的同时，也要回归生活，热爱生活，不要一头扎进医美，忘记生活本身。

特别提醒

本书所涉医美知识，内容均基于作者专业认知及公开学术资料，不可替代专业医疗诊断、治疗或处方，不构成任何医疗建议或效果承诺。书中提到产品，均为辅助内容阐释，不做推荐。

医美行为具有个体差异性与医疗风险性，读者在考虑任何医美项目前，须亲自咨询具备合法资质的医疗机构及执业医师，严格遵循专业评估与操作规范。

医学美容技术持续发展，本书内容可能存在时效性局限，请以最新临床指南与法规为准。